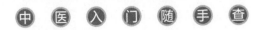

中医入门随手查

中医脉诊
一点通

《修订版》

王桂茂　主编

全国百佳图书出版单位

化学工业出版社

·北京·

图书在版编目（CIP）数据

中医脉诊一点通 / 王桂茂主编. —修订本. —北京：化学工业出版社，2021.10（2024.2重印）

（中医入门随手查）

ISBN 978-7-122-39632-7

Ⅰ.①中… Ⅱ.①王… Ⅲ.①脉诊-基本知识 Ⅳ.①R241.2

中国版本图书馆CIP数据核字（2021）第149344号

责任编辑：王新辉 赵玉欣　　　　装帧设计：关 飞
责任校对：宋 夏

出版发行：化学工业出版社

（北京市东城区青年湖南街13号 邮政编码100011）

印　装：北京缤索印刷有限公司

880mm×1230mm　1/64　印张4　字数120千字

2024年2月北京第2版 第3次印刷

购书咨询：010-64518888

售后服务：010-64518899

网　址：http://www.cip.com.cn

凡购买本书，如有缺损质量问题，本社销售中心负责调换。

定　价：29.80元　　　　　　　　　版权所有 违者必究

中医诊病讲究"望、闻、问、切",其中"切"就是诊脉。根据寸口三部的脉象,来了解全身的气血运行情况,是中医寻找病因的重要理论依据。

诊脉是一件很神奇的事情,但是又不像小说和影视作品描述的那样,轻轻一搭就什么都知道了,再有经验的老中医也不可能单从脉象就确认一个人得了什么病,还需要与"望、闻、问"结合起来,综合分析,才能下结论。

诊脉又是有章可循的事情,掌握了正确的方法,普通人也可以在家学习一点简单的脉诊知识,增加一条了解自己身体健康的通道。脉诊的原理和手法都不难,诊脉的精确度却是需要时间慢慢积累的。

本书本着简单、实用的原则,介绍了脉诊的基础知识和学习脉诊的基本方法,附带介绍28种常见脉象的可能病证,以及进一步的辨证确诊和特效方、按摩方,方便读者一边学习,一边试用。

特别提示读者朋友:如果通过初学脉诊,发现了一点健康问题,也要咨询专业医生,再对症下药,切勿自己盲目进行治疗。

王桂茂

2021 年 5 月于上海市中医院

本书使用说明

寸关尺：

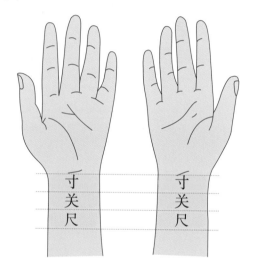

关部：通常以腕后高骨（桡骨茎突）为标记，与之对应的手腕内侧就是关部。

寸部：关部靠近手掌的一侧为关前，又叫寸部。

尺部：关部靠近肘部的一侧为关后，又叫尺部。

诊脉的力度：

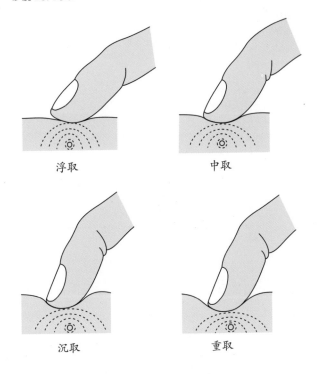

浮取　　　　　　　　　中取

沉取　　　　　　　　　重取

❶浮取：用手轻轻搭上即可，可察浮脉，为寸部常脉。

❷中取：正常的诊脉力度，可察平脉，为关部常脉。

❸沉取：较用力的诊脉力度，可察沉脉，为尺部常脉。

❹重取："深可见骨"的极重取法，多用于诊伏脉。

脉搏的速度：

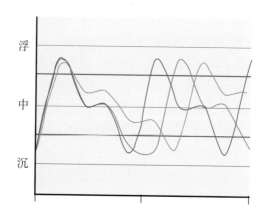

平脉的搏动速度　　　数脉的搏动速度　　　迟脉的搏动速度

❶ 平脉每息（呼吸一次）四到五至，每分钟 70~80 次。

❷ 迟脉每息不足四至，每分钟不足 60 次。

❸ 数脉每息超过五至，每分钟 90~130 次。

❹ 疾脉比数脉还要快，每分钟超过 130 次。

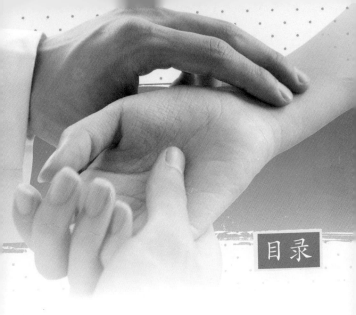

目录

上篇 轻松在家学脉诊……1

神奇的脉诊 ………………………………… 2

脉象反映的是气血的运行状况……2

脉象是心脏功能的直接表达……4

脉象是五脏的"监视器"……5

不能单靠脉诊来确定疾病……7

脉诊的准备工作 ·················· 8

最佳诊脉时间——清晨 ············ 8

诊脉的姿势 ······················ 9

脉诊的基本技巧 ·················· 10

寸关尺的定位 ···················· 10

寸关尺对应的脏腑 ················ 12

确定诊脉指力 ···················· 14

手指的要求和布指的方法 ········ 15

呼吸法测脉动次数 ················ 18

诊脉时不聊天 ···················· 18

诊脉的手法 ······················ 19

切脉不低于五十动 ················ 20

测脉搏跳动的快慢——至数 ······ 21

脉象的归类 ······················ 22

几种脉象的混合出现——相兼脉 ·· 22

相似脉象的区分 ·················· 24

相对脉象的区分 ·················· 28

下篇 诊脉知健康······31

平脉——身体健康，阴阳平衡 ·················32

有胃 ··33

有神 ··34

有根 ··35

浮脉——主表证 ·······························36

脉象解析 ··36

寸口三部脉象 ····································37

对应的健康问题 ·································38

沉脉——多主里证 ···························46

脉象解析 ··46

寸口三部脉象 ····································47

对应的健康问题 ·································48

迟脉——多主阴证、寒证 ··················60

脉象解析 ··60

寸口三部脉象 ····································61

对应的健康问题 ·································62

数脉——多主阳证、热证 ……………………… 70

脉象解析 ……………………… 70

寸口三部脉象 ……………………… 71

对应的健康问题 ……………………… 72

疾脉——多主急性热病 ……………………… 82

脉象解析 ……………………… 82

缓脉——多主脾胃虚弱及湿证 ……………… 83

脉象解析 ……………………… 83

对应的健康问题 ……………………… 84

虚脉——多主各种虚证 ……………………… 86

脉象解析 ……………………… 86

寸口三部脉象 ……………………… 87

对应的健康问题 ……………………… 88

实脉——多主各种实证 ……………………… 98

脉象解析 ……………………… 98

寸口三部脉象 ……………………… 99

对应的健康问题 ………………………100

滑脉——多主饮食过度 …………………… 110

　脉象解析 …………………………………… 110

　寸口三部脉象 …………………………… 111

　对应的健康问题 ………………………… 112

涩脉——多主津液亏虚、气血瘀滞 ……… 122

　脉象解析 …………………………………… 122

　寸口三部脉象 …………………………… 123

　对应的健康问题 ………………………… 124

长脉——主阳证、实证、热证 ………… 134

　脉象解析 …………………………………… 134

　对应的健康问题 ………………………… 135

短脉——多主气虚不足 ………………… 136

　脉象解析 …………………………………… 136

　对应的健康问题 ………………………… 137

洪脉——多主热证 ……………………… 138

　脉象解析 …………………………………… 138

　寸口三部脉象 …………………………… 139

　对应的健康问题 ………………………… 140

细脉——多主虚弱证 ·········· 150

　　脉象解析 ·············· 150

　　寸口三部脉象 ·············· 151

　　对应的健康问题 ·············· 152

微脉——气血阴阳俱虚 ·········· 162

　　脉象解析 ·············· 162

　　对应的健康问题 ·············· 163

弦脉——多主各种肝病 ·············· 164

　　脉象解析 ·············· 164

　　寸口三部脉象 ·············· 165

　　对应的健康问题 ·············· 166

紧脉——多主各种寒证引起的疼痛 ········ 176

　　脉象解析 ·············· 176

　　对应的健康问题 ·············· 177

芤脉——主血液或津液大量散失 ·········· 178

　　脉象解析 ·············· 178

　　对应的健康问题 ·············· 179

革脉——多主寒证、虚证 ·········· 182

脉象解析 ·········· 182

对应的健康问题 ·········· 183

牢脉——多主里证实寒 ·········· 186

脉象解析 ·········· 186

对应的健康问题 ·········· 187

濡脉——多主气血亏虚 ·········· 190

脉象解析 ·········· 190

寸口三部脉象 ·········· 191

对应的健康问题 ·········· 192

弱脉——多主气血阴阳俱不足 ·········· 202

脉象解析 ·········· 202

寸口三部脉象 ·········· 203

对应的健康问题 ·········· 204

散脉——多主元气离散 ·········· 214

脉象解析 ·········· 214

寸口三部脉象 ·········· 215

对应的健康问题 ·········· 216

伏脉——主邪气内伏、厥证、痛极 ········ 226

脉象解析 ···················· 226

对应的健康问题 ·············· 227

动脉——主心脏疾病 ················· 228

脉象解析 ···················· 228

对应的健康问题 ·············· 229

促脉——主心律失常 ················· 230

脉象解析 ···················· 230

对应的健康问题 ·············· 231

结脉——主急性心脏问题 ············· 232

脉象解析 ···················· 232

对应的健康问题 ·············· 233

代脉——主心跳规则性歇止 ··········· 234

脉象解析 ···················· 234

对应的健康问题 ·············· 235

附录 A 对脉象有影响的一些因素 ·············236
附录 B 女性特殊时期诊脉注意事项 ·············238
附录 C 怎样给小儿诊脉 ·············239

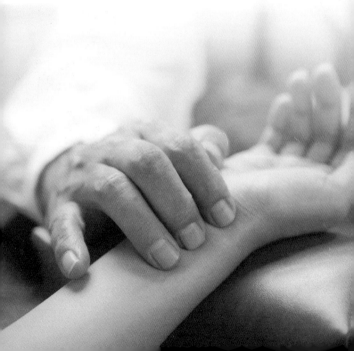

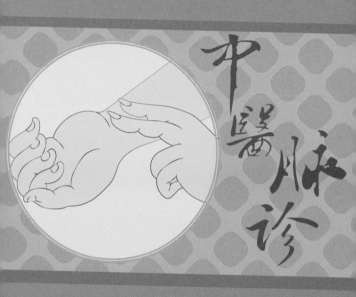

上篇

轻松在家

学脉诊

神奇的脉诊

脉象反映的是气血的运行状况

人为什么能健康地活着？或者说人健康的物质基础是什么？从中医的角度讲，这种基础就是气血。

正是因为气血在我们身体的五脏六腑和其他每一个角落的不断循环运行，才能让我们的身体得到滋养，从而健康地活着，身体的一切健康问题都是跟气血问题分不开的。

气血运行并不是抽象的，不是看不见摸不着的。脉象，其实就是气血运行的一种表现形式，所以中医通过脉象的变化来察觉气血运行的变化，从而发现身体的健康问题。

比如气血不足，则脉象细弱或虚软无力；气滞血瘀，则脉象细涩而不利；气盛血流畅行，则脉多洪大滑数等。

在脉诊法出现的初期，中医诊脉并不像现在大多数医生一样，只摸手腕，还包括人迎、跗阳，称之为"三部九候诊脉法"，后来经过长期发展，成为现在以手腕为主的脉诊法，通过左右手腕的"寸关尺"部位，就可以大致把握全身的健康状况。

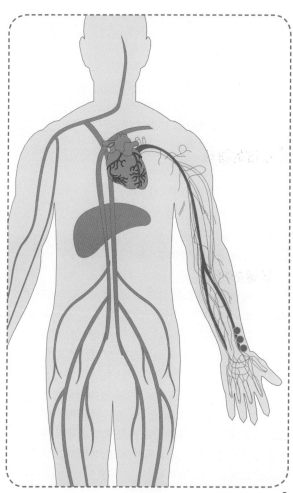

脉象是心脏功能的直接表达

现代科学证明，血管的搏动其实是心脏跳动引起的，所以脉象是心脏功能最直接的表现，脉象的产生，与心脏的搏动、心气的盛衰、血管的通利和气血的盈亏及各脏腑的协调作用直接相关。

心脏的搏动

《黄帝内经·素问·五脏生成》说："诸血者，皆属于心。"《黄帝内经·素问·六节脏象论》说："心者……其充在血脉。"这些论述说明，脉动原出于心，脉搏是心功能的具体表现。因此，脉搏的跳动与心脏搏动的频率、节律基本一致。

脉管的舒缩

《黄帝内经·素问·脉要精微论》说："夫脉者，血之府也。"脉是气血运行的通道。《黄帝内经·灵枢·决气》说："壅遏营气，令无所避，是谓脉。"说明血管还有约束、控制和推进血液沿着血管运行的作用。当血液由心脏排入血管，则血管必然扩张，然后血管依靠自身的弹性收缩，压迫血液向前运行，血管的这种一舒一缩功能，既是气血周流、循行不息的重要条件，也是产生脉搏的重要因素。所以血管的舒缩功能正常与否，能直接影响脉搏，并产生相应的变化。

🫀 心阴与心阳的协调

心血和心阴是心脏生理功能活动的物质基础，心气和心阳主导心脏功能活动。心阴心阳的协调，是维持脉搏正常的基本条件。当心气旺盛，血液充盈，心阴心阳调和时，心脏搏动节奏和谐有力，脉搏亦从容和缓，均匀有力。反之，可以出现脉搏的过大过小、过强过弱、过速过迟等变化。

所以一些心脏问题，通过脉诊，可以很清楚地表现出来。

脉象是五脏的"监视器"

脉象的形成不仅与心、脉、气、血有关，同时与脏腑的整体功能活动亦有密切关系。

肺主气，司呼吸。肺对脉的影响，首先体现在肺与心，以及气与血的功能联系上。由于气对血有运行、统藏、调摄等作用，所以肺的呼吸运动是主宰脉动的重要因素，一般情况下，呼吸平缓则脉象徐和；呼吸加快，脉率亦随之急促；呼吸匀和深长，脉象流利盈实；呼吸急迫või促，或肺气壅滞则呼吸困难，脉象多细涩；呼吸不已则脉动不止，呼吸停息则脉搏亦难以维持。因而前人亦将脉搏称为脉息，并有"肺朝百脉"之谓。

脾胃能运化水谷精微，为气血生化之源，是"后天之本"。气血的盛衰和水谷精微的多寡，表现为脉之"胃气"的多少。脉有胃气为平脉（健康人的脉象），胃气少为病脉，无胃气为死脉，所以临床上根据胃气的盛衰，可以判断疾病预后。同时，血液之所以能在血管中正常运行而形成脉搏，还依赖脾气的统摄，使血液不溢于血管之外而在血管内运行，即"脾主统血"之谓。

　　肝藏血，具有贮藏血液、调节血量的作用。肝主疏泄，可使气血调畅，经脉通利。肝的生理功能失调，可以影响气血的正常运行，从而引起脉象的变化。

　　肾藏精，为元气之根，是脏腑功能的动力源泉，亦是全身阴阳的根本。肾气充盛则脉搏重按不绝，尺脉有力，是谓"有根"。若精血衰竭，虚阳浮越则脉象变浮，重按不应指，是为无根脉，提示阴阳离散、病情危笃。

　　所以说，五脏六腑的任何变化，都会在脉象上有所体现，所以脉诊是中医诊病最重要的手段之一。

不能单靠脉诊来确定疾病

我们经常在影视作品中看到，某神医一搭脉，马上就能确认某人得了什么疑难杂症，所以人们都把脉诊想象成一件很神奇的事情。

实际上并非如此，中医讲究的是整体观念、辨证论治，需要通过全方位的诊断，才能确认一个人得了什么病，应该怎么对症下药。

脉诊只是中医"望、闻、问、切"四诊中的一种，要与其他诊法结合起来。所以我们在本书中除了教大家怎么诊脉以外，在涉及疾病和健康问题的时候，也会给出其他的辨证方式，达到客观、准确的效果。

至于那种一搭脉马上开药，甚至悬丝诊脉的"神医"，在现实生活中其实是不负责任的一种做法。

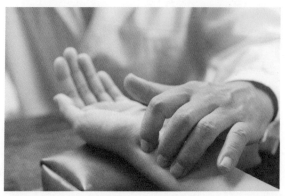

脉诊的准备工作

最佳诊脉时间——清晨

> "诊法常以平旦，阴气未动，阳气未散，饮食未进，经脉未盛，络脉调匀，气血未乱，故乃可诊有过之脉。"
>
> ——《黄帝内经·素问·脉要精微论》

最佳的诊脉时间，是在早上刚起床，还没有吃早饭，没有做运动的时候，这也是自己在家诊脉的优势。

因为脉象与气血的运行状态息息相关，饮食、运动、情绪等都会影响气血运行，从而影响脉象，对判断具体健康问题造成一定干扰。

清晨刚起床、未进食时，体内外环境比较稳定，脉象能比较准确地反映机体的生理情况，同时也比较容易发现病理性脉象。

另外，情志变化也会影响诊脉的准确性，所以脉诊时一定要保持心境平和。去医院门诊的时候，一般诊室都要求安静，其他病人在外等候。有经验的医生可能会问一些"走路还是开车来的""早上吃什么了"等看似跟诊病无关的问题，其实也是为了减少外部因素的干扰。

诊脉的姿势

诊脉的姿势对于脉诊的结果也会有影响，所以正确的诊脉姿势也很重要。

患者正坐，或者仰卧，前臂自然向前平展，与心脏处于同一水平，腕伸直，手掌向上，手指微弯，在腕关节下面垫一松软的脉枕或者折叠的毛巾，使寸口部充分暴露伸展，气血畅通，便于诊察脉象。

如果是侧卧，下面手臂受压；或上臂扭转，脉气不能畅通；或手臂过高或过低，与心脏不在同一个水平面时，都可以影响气血的运行，使脉象失真。

自己诊脉时最好也采取这样前臂舒展的姿势，而不要把手臂折叠到胸前诊脉。

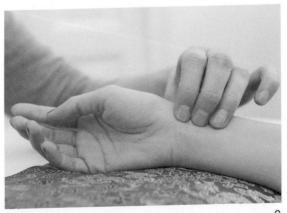

脉诊的基本技巧

寸关尺的定位

寸口脉分为寸、关、尺三部。

关部：通常以腕后高骨（桡骨茎突）为标记，与之对应的手腕内侧就是关部。

寸部：关部靠近手掌的一侧为关前，又叫寸部。

尺部：关部靠近肘部的一侧为关后，又叫尺部。

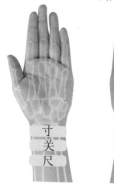
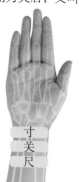

寸口诊法的施诊宽度为 1.9 寸，其中关部、寸部各占 6 分，尺部占 7 分。在实际的操作过程中，一开始练习时可以用笔画一下，时间长了根据经验把握，关部与寸部之间的距离稍窄一点即可。

所说的寸，不是我们的度量单位，而是手指同身寸，以被诊人的手指为标准。

1寸：拇指指间关节（拇指皱纹处）的宽度。

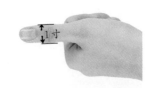

1.5寸：食指和中指两指横宽。

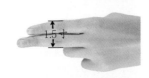

2寸：食指、中指和无名指三指横宽。

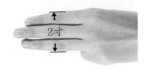

3寸：食指、中指、无名指和小指四指横宽。

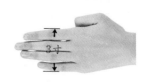

注：指横宽都以中指近侧横纹为标准量取部位。

寸关尺对应的脏腑

双手寸关尺的脉象，分别与五脏六腑相关联。

左手寸部为心，与手少阴心经相关的疾病有关联，也跟与之表里的手太阳经关联。

左手关部为肝，与足厥阴肝经相关的疾病有关联，也跟与之表里的足少阳经关联。

左手尺部为左肾，与足少阴肾经相关的疾病有关联，也跟与之表里的足太阳经相关联。

右手寸部为肺，与手太阴肺经相关的疾病有关联，也跟与之表里的手阳明经相关联。

右手关部为脾，与足太阴脾经相关的疾病有关联，也跟与之表里的足阳明经相关联。

右手尺部为右肾（命门），与足少阴肾经相关的疾病有关联，也跟与之表里的手少阳三焦经相关联。

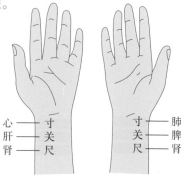

结合其他的一些经验，基本上左右手这六个部位已经包含了五脏六腑、十二经脉，可以对身体的健康状况作出初步判断。

当然，作为初学者，我们只需要先掌握五脏的对应部位即可，其他的可以慢慢积累研究，如呼吸系统疾病诊肺为主，心脑血管疾病诊心、肝为主，消化系统疾病诊脾为主，泌尿系统疾病诊肾、命门为主。

另外，经过观察可以发现，离身体较远的寸部，对应的是上焦的心、肺（呼吸系统、循环系统）；中间的关部，对应的是中焦的肝、脾（消化系统、造血系统）；离身体最近的尺部，对应的是下焦的肾（泌尿系统、生殖系统），也可以作为选脉、诊脉的参考。

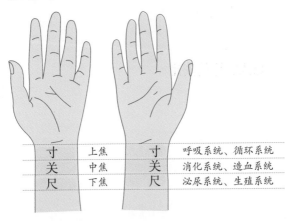

寸	上焦	寸	呼吸系统、循环系统
关	中焦	关	消化系统、造血系统
尺	下焦	尺	泌尿系统、生殖系统

确定诊脉指力

诊脉用多重的力道是十分讲究的，古人形象地将诊脉的指力形容为谷粒的重量——"菽数之重"，按照指力大小分为 1~15 菽。其中 15 菽最重，也是我们参考的标准——用力按感觉按到骨头上的力度。

诊断五脏的指力标准

诊肺部——1~3 菽之力

诊心部——4~6 菽之力

诊脾部——7~9 菽之力

诊肝部——10~12 菽之力

诊肾部——13~15 菽之力

脉象沉浮的判定

浮脉——1~7 菽之力诊得

平脉——8~9 菽之力诊得

沉脉——10~15 菽甚至更大力度诊得

日常可以这样练习力度，先用力按至骨，确定 15 菽的力度，然后分成三段用力，等这三种力度熟悉了以后，再慢慢摸索感觉每一菽的力度。

手指的要求和布指的方法

💓 手指要干净，无多余指甲

诊脉者不可留指甲，最好贴肉剪齐，手要保持干净整洁。

💓 手指上的眼睛——指目

诊脉是否准确，手指感应的灵敏度十分重要，人的手指，指端皮肉凸起的最高端，是感应最灵敏的地方，就好像长了"眼睛"一样，所以被称为"指目"。切脉的时候，就是用指目感知脉的变化，效果最佳。

另外，诊脉时还应推移灵活，便于寻找指感最清晰的部位，并可根据需要适当调节指力。如脉象细小时，手指着力点可偏重于指目前端；脉象粗大时，着力点偏重于指目后端。必要时，可以将指目与指腹结合起来。

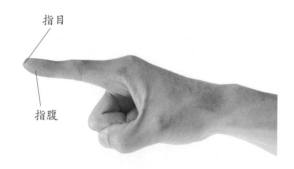

指目

指腹

💓 布指

　　手指指端平齐，手指略呈弓形倾斜，与受诊者体表约呈 45° 为宜，这样的角度可以使指目紧贴于脉搏动处。

　　布指是医者将食指、中指、无名指按一定顺序和间距分别排放在寸、关、尺三部。布指的过程是与定位过程同时进行的，完成定位即可完成布指。

　　最容易掌握的方法是，先将食指按在掌后高骨内侧并触及寸口脉脊部，再排放三指的疏密，对患者臂长者布指稍疏，臂短者布指稍密。

　　但应该注意的是，三指之间不是均匀排放，中指与无名指的间距稍大。这是为了落实尺部多占一分，有利于体现"寸关尺"的阴阳属性。

　　指尖的感觉虽灵敏，但因有指甲，不宜垂直加压。指腹的肌肉较丰厚，用指腹诊脉有时会受医者自身手指动脉搏动的干扰，容易产生错觉。所以诊脉时三指平按或垂直下指都是不合适的。

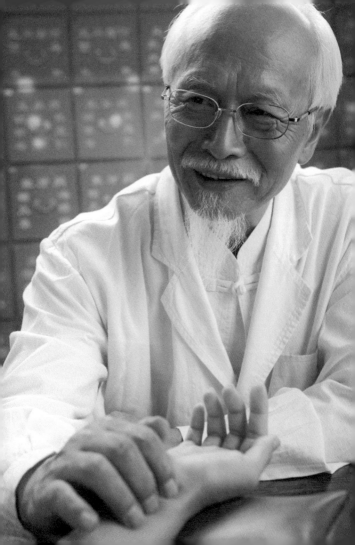

呼吸法测脉动次数

古人没有钟表，所以医生诊脉的时候往往以自己的呼吸作为标准，来计算患者脉动次数。

每呼吸一次为一息，正常的脉动次数为每息4次，间或5次。

按照现代科学分析，人每分钟正常的呼吸次数为16~18次，正常的脉搏次数为每分钟70~80次，与传统中医理论还是吻合的。

我们现代人自己在家诊脉，可以直接采取计时器或者时钟这样的工具，当所处场所没有这些工具的时候还是可以采用原始的呼吸计时法的。

诊脉时不聊天

在切脉的时候，因为要调匀呼吸，所以一般在切脉的时候不问诊，我们去看中医的时候留意一下会发现诊脉前、诊脉后甚至开方子的时候医生都是不断在跟病人交流的，只有在诊脉的时候会保持安静。

除了记数方便以外，问诊的时候患者紧张、情绪激动，也会使脉象发生变化，干扰诊断。

诊脉的手法

脉象按力度分浮、中、沉，在诊脉的时候，会使用到举、按、寻的手法，这些都是不同的操作手法，虽可结合使用，但不能相混。

举法

手指较轻地按在寸口脉搏跳动部位以体察脉象。用举的指法取脉又称为"浮取"。

按法

手指用力较重，甚至按到筋骨以体察脉象。用按的指法取脉又称为"沉取"。

寻法

寻即寻找的意思，指手指用力不轻不重，按至肌肉，并调节适当指力，或左右推寻，以细细体察脉象。

另外，在使用几根手指上，还分总按和单按。

总按

即三指同时用大小相等的指力诊脉的方法，从总体上辨别寸关尺三部和左右两手脉象的形态、脉位、脉力等。

单按

用一个手指诊察一部脉象的方法。主要用于分别了解寸、关、尺各部脉象的位、次、形、势等变化特征。

切脉不低于五十动

指医生对病人诊脉的时间一般不应少于50次脉跳的时间。每次诊脉每手应不少于3分钟，两手以6分钟为宜。

诊脉时间过短，则不能仔细辨别脉象的节律等变化；诊脉时间过长，则因指压过久亦可使脉象发生变化，所诊之脉有可能失真。

古人提出诊脉需要诊"五十动"，其意义有二。

一是有利于仔细辨别脉搏的节律变化，了解脉搏跳动50次中有没有出现脉搏节律不齐的促、结、代等脉象，或者是否有时快时慢、三五不调的脉象，如果在脉跳50次中未见节律不齐的脉象，则以后的脉搏跳动一般也不会出现节律不齐。

二是提醒医者在诊脉时态度要严肃认真，不得随便触按而草率从事，正如张仲景所说："动数发息，不满五十，短期未知决诊，九候曾无仿佛……夫欲视死别生，实为难矣！"

专家提示

作为初学者，我们可以不局限于五十动或者1分钟这样的时间限制，时间可以更长一点，反复体会。需要注意，切忌心浮气躁，不然会干扰脉象，影响准确性。

测脉搏跳动的快慢——至数

测脉搏的快慢，是脉诊时首先要测的，因为以前没有钟表，所以一般用一次呼吸间脉搏的次数来衡量，又称为至数。

一般来说，成年人一息四到五至为正常，超过五至为数脉，低于四至为迟脉。

现在计时方便了，一般都是直接用计时器计算，成年人每分钟脉搏次数大多为 70~80 次，低于 60 次为迟脉，超过 90 次为数脉，尤其是低于 60 次或者高于 100 次应该引起重视。

当然，不同的人也会有不同的变化，如游泳运动员脉搏跳动会比较缓慢。

尤其需要注意的是小儿脉搏，小儿脉搏的至数变化较大。年龄愈小，脉搏愈快。

年龄与脉搏变化的规律是：

初生：120~140 次 / 分

1 岁：110~120 次 / 分

4 岁：110 次 / 分

8 岁：90 次 / 分

14 岁：75~80 次 / 分

15 岁后接近成年人

脉象的归类

自从诊脉手法发明以来，手法众多，众说纷纭，慢慢总结出 28 种常见脉象：

浮脉、沉脉、迟脉、数脉、滑脉、涩脉、虚脉、实脉、长脉、短脉、洪脉、微脉、紧脉、缓脉、弦脉、芤脉、革脉、牢脉、濡脉、弱脉、散脉、细脉、伏脉、动脉、促脉、结脉、代脉、疾脉（大脉）。

现代诊脉，基本都是以这 28 种脉象为基准的，再加上健康的平脉，一共 29 种。

其中浮脉、沉脉、迟脉、数脉、虚脉、实脉、疾脉、缓脉八脉为纲领脉，同时也是比较容易掌握的 8 种脉象，我们将会以此作为本书的重点。

几种脉象的混合出现——相兼脉

在基本的 28 种脉象当中，在诊断的时候可能会诊出两种或两种以上的单因素脉相兼出现，复合构成的脉象即称为"相兼脉"或"复合脉"。

常见的相兼脉有以下几种类型。

浮紧脉：多见于外感寒邪之表寒证，或风寒痹证疼痛。

浮缓脉：多见于风邪伤卫、营卫不和的太阳中风证。

浮数脉：多见于风热袭表的表热证。

浮滑脉：多见于表证夹痰，常见于素体多痰湿而又感受外邪者。

沉迟脉：多见于里寒证。

沉弦脉：多见于肝郁气滞，或水饮内停。

沉涩脉：多见于血瘀，尤常见于阳虚而寒凝血瘀者。

沉缓脉：多见于脾虚，水湿停留。

沉细数脉：多见于阴虚内热或血虚。

弦紧脉：多见于寒证、疼痛，常见于寒滞肝脉，或肝郁气滞等所致疼痛等。

弦数脉：多见于肝郁化火或肝胆湿热、肝阳上亢。

弦滑数脉：多见于肝火夹痰、肝胆湿热或肝阳上扰、痰火内蕴等证。

弦细脉：多见于肝肾阴虚或血虚肝郁或肝郁脾虚等证。

滑数脉：多见于痰热、湿热或食积内热。

洪数脉：多见于阳明经证、气分热盛，或外感热病。

相似脉象的区分

　　一些脉象的表现比较相似，我们称之为相类脉，在诊脉的时候要仔细区分，以免误诊。

诊脉的力度

🔊 浅按就能得出：浮脉、芤脉、革脉、散脉

浮脉：轻轻按的时候能清楚测得，稍微用力脉搏会减弱，但还是能感觉到，脉形不大不小。

芤脉：浮大无力——轻按能感觉到，但是脉动无力，稍微用力就感觉不到了，有点像按在葱管上的感觉。

革脉：顾名思义，就好像按在牛皮做的鼓面上，轻按可察，速度较快，稍微用力就很难察觉到。

散脉：字面意义上看是很散乱的意思，轻按可得，但是脉搏的频率和力度都比较散乱，没有什么规律。

🔊 用力按才能得出：沉脉、伏脉与牢脉

沉脉：用正常的 10~15 菽指力就能诊得。

伏脉：要用超过 15 菽的力，甚至推至筋骨才能诊得，而且有时候还摸不到。

牢脉：沉取实大弦长，坚牢不移。

跳动的快慢

跳动缓慢的脉象：迟脉、缓脉、结脉

迟脉：脉率少于一息四至，1分钟少于60次。

缓脉：脉率大概一息四至，1分钟60~70次，但是脉搏很无力。

结脉：脉率不但达不到一息四至，而且还会出现不规则的歇止。

跳动偏快的脉象：数脉、疾脉、滑脉、促脉

数脉：脉率一息五至以上，不足七至，1分钟90~130次。

疾脉：脉率更快，每息达到七至八至，1分钟超过130次。

滑脉：滑脉其实脉率并不快，但是来往滑利，给人的感觉好像快了一样。

促脉：不仅脉率每息在五至以上（每分钟80次以上），且有不规则的歇止。

脉形的变化

🩺 脉形细小、软弱无力的脉象：细脉、微脉、弱脉、濡脉

细脉：形小而应指明显，很容易察觉到，主要从脉搏的形态而言。

微脉：极软极细，按之欲绝，若有若无，起落模糊，不仅仅从脉形而言，而且主要指脉搏的力量弱。

弱脉：沉细而无力，需要用力按来感知。

濡脉：浮细而无力，即脉位与弱脉相反，轻取即得，重按反不明显。

🩺 脉形有力、充实的脉象：实脉、洪脉

实脉：脉搏有力，无论轻按还是重按都十分清楚，来去都十分有力。

洪脉：最大的特点就是洪大，感受脉搏跳动好像占满了整个接触部位，脉搏来时有力、去时缓和。

🩺 搏动范围比较小的脉象：短脉、动脉

短脉：短脉常兼迟涩。

动脉：动脉其形如豆，常兼滑数有力。

特殊脉象

🩺 时断时续的脉象：促脉、结脉、代脉

促脉：脉搏跳动比较快，偶尔终止，没有明显的规则。

结脉：脉搏跳动缓慢，偶尔终止，没有明显的规则。

代脉：脉搏速度不一定，停止跳动比较有规律，而且停止的时间比较长。

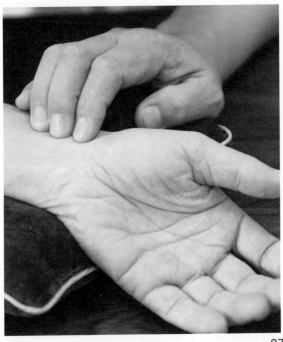

相对脉象的区分

很多脉象是相对的，通过相对脉象的学习可以让我们迅速上手，提高基本脉象的区分能力。

🩺 取脉的深浅——浮脉与沉脉

浮脉：用较轻的力度就能感知，用力按反而脉搏减弱。

沉脉：要用力按才能发现，用力轻的时候感觉很弱或者感觉不到。

🩺 脉率的快慢——迟脉与数脉

迟脉：脉率比平脉慢，一息不足四至。

数脉：脉率比平脉快，一息五至以上，不足七至。

🩺 搏动的强度——虚脉与实脉

虚脉：三部脉举按均无力。

实脉：三部脉举按皆有力。

🩺 脉搏的流利度——滑脉与涩脉

滑脉：往来流利，应指圆滑，"如盘走珠"。

涩脉：往来艰涩，滞涩不畅，"如轻刀刮竹"。

🩺 脉体的大小——洪脉与细脉

洪脉：脉体宽大，充实有力，来势盛而去势衰。

细脉：脉体细小如线，其势软弱无力，但应指明显。

脉位的长短——长脉与短脉

长脉：脉管搏动的范围超过寸、关、尺三部。

短脉：脉管的搏动短小，仅在关部明显，而在寸、尺两部不明显。

脉势的弹性——弦脉与紧脉

弦脉：脉管较硬，弹性差，端直以长，如按琴弦。

紧脉：脉管绷急，弹性大，脉体不大而脉势有力，弹指如转索。

脉管的松紧——紧脉与缓脉

紧脉：脉势紧张有力，如按切绞绳转索，脉管的紧张度较高。

缓脉：脉势怠缓，脉管的紧张度较低，且脉来一息四至。

脉势的散与牢——散脉与牢脉

散脉：脉位浅表，浮取应指，脉势软弱，散而零乱，至数不清，中取、沉取不应。

牢脉：脉位深沉，脉势充实有力，实大弦长，坚牢不移。

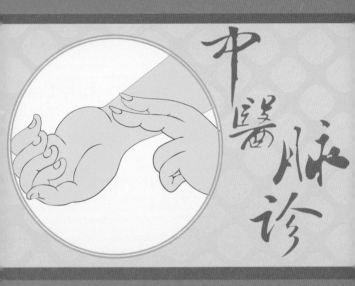

中醫推拿

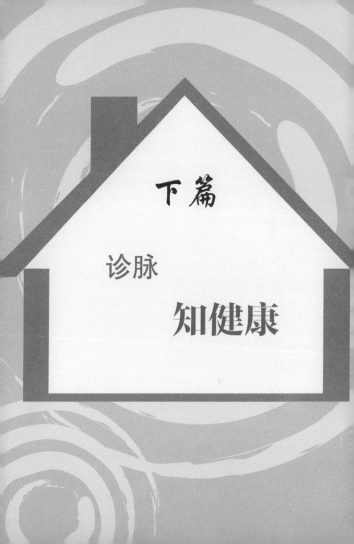

下篇

诊脉

知健康

平 脉 身体健康，阴阳平衡

正常脉象也称为平脉、常脉，是指正常人在生理状态下出现的脉象，既具有基本的特点，又有一定的变化规律和范围，而不是固定不变的某种脉象。

正常脉象反映了机体气血充盈、气机健旺、阴阳平衡、精神安和的生理状态，是健康的象征。

正常脉搏的形象特征是：寸、关、尺三部皆有脉，不浮不沉，不快不慢，一息四至五至，相当于70~80次/分（成年人），不大不小，从容和缓，节律一致，尺部沉取有一定的力量，并随生理活动、气候、季节和环境等的不同而有相应变化。

古人将正常脉象的特点概括为"有胃""有神""有根"。

有 胃

> "人以水谷为本，故人绝水谷则死，脉无胃气亦死。"
>
> ——《素问》
>
> "凡脉不大不细，不长不短，不浮不沉，不滑不涩，应手中和，意思欣欣，难以名状者，为胃气。"
>
> ——戴启宗·《脉诀刊误》
>
> "无论寸关尺，下指之时觉有平和之象，即是有胃气。"
>
> ——陈士铎·《脉诀阐微》

人生存的根本是饮食带来的水谷精微，而胃是水谷之海，其重要作用不言而喻。胃的功能在诊脉上也会表现出来，用专业术语来说就是"有胃"。

"有胃"即脉有胃气。脉之胃气，主要反映脾胃运化功能的盛衰、营养状况和能量的储备状况。

一般认为诊脉的时候，脉有胃气的表现是指下具有从容、徐和、软滑的感觉。平人脉象不浮不沉，不疾不徐，来去从容，节律一致，是为有胃气。即使是病脉，不论浮沉迟数，但有冲和之象，便是有胃气。

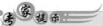

专家提示

一般来说，一些小的健康问题，诊脉的时候也是有胃气的，如果脉象没有胃气，则是身体健康出现严重的问题，需要前往医院检查。

有神

"无论浮沉、迟数、滑涩、大小之各脉，按指之下若有条理，先后秩然不乱者，此有神之至也。若按指而充然有力者，有神之次也。其余按指而微微鼓动者，亦谓有神。"

——陈士铎·《脉诀阐微》

中医认为"神"是精神的主宰，通俗地讲，就是看起来很精神，容光焕发。在脉象上来说是指脉律整齐、柔和有力。

即使微弱之脉，但未至于散乱而完全无力；弦实之脉，仍带柔和之象，皆属脉有神气。反之，脉来散乱，时大时小，时急时徐，时断时续，或弦实过硬，或微弱欲无，都是无神的脉象。

大多数情况下，"有神"跟"有胃"是相辅相成的，有胃就有神，有神就有胃，所以我们在实际操作的过程中，往往可以这两点一起考虑。

专家提示

给病人诊脉的时候，是否有神十分重要，如果病人形神充沛，那么康复就会相对迅速，如果无神，哪怕没什么明显的症状，也要引起足够的重视了。

有根

> "然诸十二经脉者,皆系于生气之原。所谓生气之原者,谓十二经之根本也,谓肾间动气也,此五脏六腑之本,十二经脉之根……"
>
> ——《难经·八难》

"有根",即脉有根基。脉之有根无根主要说明肾气的盛衰。由于肾藏精,乃先天之本,元气之根,人身十二经脉全赖肾气之生发。

体现在脉诊上,就是在诊脉的时候,表现为尺脉有力、沉取不绝两个方面。因为尺脉候肾,沉取候肾,尺脉沉取应指有力,就是有根的脉象。

"寸关虽无,尺犹不绝,如此之流,何忧殒灭。"意思是说,虽然病人的寸关部位诊不到脉象了,但是尺脉不绝有力,这种情况病人还是有救的。相反,若尺脉沉取不应,则说明肾气已败,病情危笃。

总之,脉贵有胃、有神、有根,是从不同侧面强调正常脉象的必备条件。胃、神、根三者是三位一体、相互补充而不能截然分开的,有胃必然有神、有根,即不论是何种脉象,只要节律整齐,有力中不失柔和,和缓中不失有力,尺部沉取应指有力,就是有胃、有神、有根的表现,说明脾、心、肾等脏腑功能不衰,气血精神未绝,虽病而尚轻浅,正气未伤,预后良好。

浮脉 主表证

脉象解析

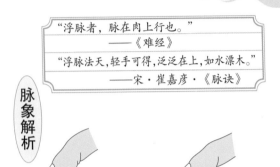

平脉诊脉力度

浮脉宜用举法轻按

浮脉,顾名思义就是脉搏浮在表面的意思,用手轻触就能清晰感觉到脉搏的存在,就好像都已经到了肉的上面在皮肉之间一样。

略微用力时,有一种按到漂浮在水中的小木棍一样的感觉,按之下沉,力度减轻又浮起来了。如果用力按的话,会发现脉搏的跳动又弱了不少,一句话,就是"举之有余,按之不足"。

专家提示

诊浮脉要因人制宜,胖人本身脉沉,瘦人本身脉浮,所以没有绝对的标准,故有"浮无定候"之说。

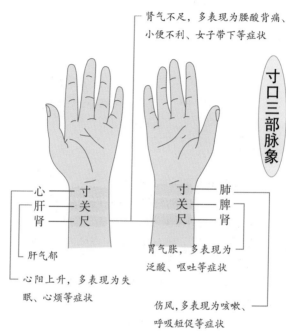

肾气不足，多表现为腰酸背痛、
小便不利、女子带下等症状

寸口三部脉象

心 —— 寸　　　寸 —— 肺
肝 —— 关　　　关 —— 脾
肾 —— 尺　　　尺 —— 肾

肝气郁

心阳上升，多表现为失
眠、心烦等症状

胃气胀，多表现为
泛酸、呕吐等症状

伤风，多表现为咳嗽、
呼吸短促等症状

主病

　　表证由于外感病邪停留于表时，卫气抗邪，脉气鼓动于外，故脉位浅显。浮而有力为表实；浮而无力为表虚。内伤久病者因阴血衰少，阳气不足，虚阳外浮，脉浮大无力，为危证。

对应的健康问题

1 烦躁失眠

脉象：左手寸脉浮紧。

可能的健康问题：因着急上火，或者因为夏季天气炎热或者在高温环境工作导致心火上炎，心阳上升，伤及神智而致烦躁失眠。

> **延伸辨证及确诊**
>
> ① 夏季燥热导致晚上睡不着。
> ② 之前没有失眠症状，但是因为某件事上火而导致最近睡眠不好。
> ③ 形体较瘦，精力旺盛，但睡眠较少，脾气急躁。
> ④ 可能有口舌生疮、口腔糜烂的症状，舌尖发红。

专家提示

　　五脏当中，心主火，火的天然属性是向上的，所以心火旺盛必然会影响到头部。精神上表现为亢奋、失眠。口腔方面则主要表现为各种口疮，以及舌尖改变，中医认为舌为心之苗，舌尖发红多提示心火旺盛。

莲子粥

原料 带心莲子20克，大米50克。

做法 ❶ 莲子浸泡1小时后，剖开。

❷ 和大米混合加水煮粥即可。

用法 每日1剂，不拘时热服。

掐少冲穴

　　用拇指指尖掐按另一手小指指甲内侧的少冲穴，每次2分钟，每天3~5次。

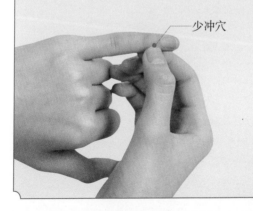

少冲穴

2 伤风感冒

脉象：右手寸脉浮紧。

可能的健康问题：风寒伤肺，肺失宣降而导致咳嗽、气喘。

延伸辨证及确诊

① 你是否在秋冬季节在室外受过寒冷刺激。

② 你最近是否去过一些寒冷的场所。

③ 十分怕冷；可能发热，但不是很严重。

④ 头痛，全身肌肉痛；鼻塞，流清鼻涕。

⑤ 咳嗽吐痰，痰色发白；不口渴，或者口渴喜欢喝热水；舌苔薄白。

专家提示

注意保暖，饮食宜清淡，多喝白开水，在室内运动和休息，每天至少开窗通风2次。

葱豉汤

原料 葱白30克，淡豆豉9克，生姜3片。

做法 将上述材料加清水适量，煎煮数沸，滤渣备用。

用法 每日1剂，不拘时温服。

姜糖饮 ☕

原料 生姜20克，红糖10克。

做法 将生姜切丝，用开水闷泡，5分钟后调入适量红糖即可。

用法 每日不拘时间次数，热饮即可。

按摩方

按揉风池穴

　　按揉后颈部风池穴（快速定穴：项后，后头骨下两条大筋外缘凹窝中，与耳垂平齐处即是）5分钟，然后揉按两侧太阳穴3分钟。

风池穴

3 肝气郁

脉象：左手关脉浮弦。

可能的健康问题：大多数情况是因为遇到不顺心的事情又发泄不出来，导致肝气郁结。

延伸辨证及确诊

① 患者本身少言寡语，很少与人交流。

② 最近一段时间在工作、生活上可能碰到了一些不顺心的事。

③ 食欲减退，经常会感觉胸闷。

④ 肋胁部位可能会有较严重的疼痛，且疼痛部位经常变化，有间歇性好转。

⑤ 如果有嗳气，则疼痛会稍减。

专家提示

平时应该多与人交流、倾诉，如果缺乏交流、倾诉的愿望，不妨走出门做一些自己喜欢的事情或者运动，来舒缓一下心情，比如去大自然中走一走，呼吸一下新鲜空气。最忌借酒消愁。宣泄疗法是比较有效的一种方式，包括大喊大叫、较为剧烈的体育运动等。

荸荠绿豆汤

原料 荸荠2个，绿豆30克。

做法 ① 荸荠去皮，切块；绿豆用水浸泡2小时。

② 锅中加水，下荸荠、绿豆小火煮20分钟即可。

用法 每日1~2次，不拘时温服。

按摩方

按揉太冲穴

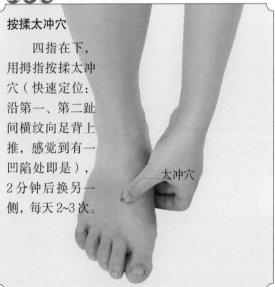

四指在下，用拇指按揉太冲穴（快速定位：沿第一、第二趾间横纹向足背上推，感觉到有一凹陷处即是），2分钟后换另一侧，每天2~3次。

太冲穴

4 胃气胀

脉象：右手关脉浮。

可能的健康问题：因为饮食不当、情志不舒、脾胃虚弱等原因造成的嗳气、痞满等胃气胀症状。

延伸辨证及确诊

① 嗳气：胃中气体上出咽喉发出的声响。嗳气的可能原因：

肝胃不和：除了嗳气症状，也有精神不振、情绪低落等症状，宜疏肝理气。

脾胃虚寒：声音较低、面色苍白、呕吐酸水较多，宜温胃驱寒。

胃中痰火：口渴唇干，宜清热化痰。

② 痞满：胃部，以至整个心下的中焦区域都感觉胀满，用手按不痛。痞满的可能原因：

痰湿内阻：小便黄涩、食欲缺乏，宜祛湿化痰。

肝郁气滞：烦躁易怒，宜疏肝理气。

脾胃虚弱：宜补中益气。

③ 泛酸：口中经常泛酸，严重的可能会呕吐清水样物。

陈皮山楂茶 ☕

原料 陈皮3克，干山楂5克。

做法 热水冲泡代茶饮。

用法 不限时间次数，不宜空腹喝。

按摩方

按揉足三里穴

　　按揉小腿外侧外膝眼下3寸（4横指处）足三里穴，垂直向下压揉3分钟，每天2次。

足三里穴 ——

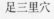

沉脉 多主里证

"沉脉，举之不足，按之有余。"
——西晋·王叔和·《脉经》

脉象解析

平脉诊脉
力度

沉脉宜用
按法重按

　　沉脉,从字面的意思看就是脉搏沉在下面的意思,所以又可以将其理解为"深脉",在诊脉的时候,用举法轻取完全感觉不到,适中的力度也只是模模糊糊,只有用10~15菽的力度才能清晰诊到。

专家提示

　　沉脉多与身体内部的疾病"里证"相关,但是沉脉不一定意味着就是病脉,以下几种情况要考虑进去。

　　①尺脉本来就应该是沉脉,诊断的时候不健康的尺脉接近伏脉了。

　　②如果一个人寸关尺脉皆沉,但是没有明显的其他症状的话,那么也是健康脉,只是体质特殊而已。

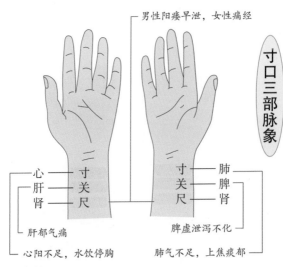

男性阳痿早泄，女性痛经

寸口三部脉象

心 — 寸
肝 — 关
肾 — 尺

寸 — 肺
关 — 脾
尺 — 肾

肝郁气痛

脾虚泄泻不化

心阳不足，水饮停胸

肺气不足，上焦痰郁

主病

　　非健康的沉脉多主里证。

　　如果脉沉而有力，多为里实。邪实内郁，正气尚盛，邪正相争于里，致气滞血阻，阳气被遏，不能鼓动脉气于外，故脉沉而有力，可见于气滞、血瘀、食积、痰饮等病证。

　　如果脉沉而无力，多为里虚。病人本身气血不足，或阳虚气乏，无力升举鼓动，故脉沉而无力，可见于各脏腑的虚证。

47

对应的健康问题

1 痰郁

脉象：右手寸脉沉滑或涩。

可能的健康问题：痰郁结于肺，胸闷，咳之不出，稍微一动就会喘息不止。

延伸辨证及确诊

① 脉象沉滑或涩。

② 身体肥胖或者最近一段时间暴饮暴食。

③ 胸闷想咳嗽，但是又咳不出来，感觉有痰咳不出。

④ 稍微一动就会喘息不止。

⑤ 心烦不止，失眠或睡眠质量差。

⑥ 严重的胃脘痛甚至呕吐。

专家提示

饮食过度引起者应节制饮食，吃一段时间的清淡素菜，配合理气化痰的药物治疗；肥胖、脾湿引起的宜健脾利湿、解郁化痰。

柴胡黄芩汤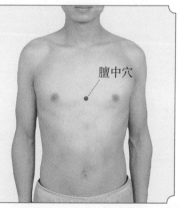

原料 柴胡 10 克，黄芩 10 克。

做法 将上两味药材剪碎，加清水适量煎煮，滤渣留汁备用。

用法 每日早晚各温服 1 次。

葫芦黄酒

原料 葫芦 1 个，黄酒 2000 毫升。

做法 将葫芦洗净切块，加黄酒密封浸泡 2 周，滤去葫芦及渣滓即可。

用法 每日 50 毫升，不拘时服用。

按摩方

按揉膻中穴

　　以食指指肚用力揉按两乳头连线中点的膻中穴，每次 3~5 分钟，每日 2 次。

膻中穴

2 饮停胸胁

脉象：左手寸脉弦沉。

可能的健康问题：水喝下去感觉停滞在胸口部位咽不下去，可能会有胸痛等症状，多是因为阳虚，无力推动水液运行导致。

延伸辨证及确诊

① 可能刚经历过剧烈的寒热变化，如夏天饮冰饮等。

② 喝下去的水感觉停留在胸部，继续饮水则难以下咽。

③ 胸胁疼痛，咳嗽时加剧。

④ 睡觉时翻转身体疼痛加剧。

专家提示

如果饮停胸胁持续时间较长，或者症状较为严重，则可能会发展成为严重疾病，所以应及早就医。

逐水泻肺汤 ☕

原料 葶苈子、大枣、陈皮、紫苏子霜各 12 克，香附、旋覆花、半夏各 10 克，茯苓 15 克，薏苡仁 20 克。

做法 将上药粗碎，加清水适量，煎煮数沸，滤渣服用。

用法 每日 1 剂，7 天为一疗程。

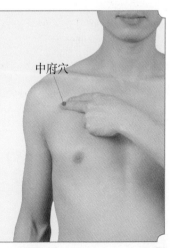

按揉中府穴

按揉前胸两侧的中府穴（中府穴位于锁骨外缘三角窝中心下 1 寸），每次按揉 3 分钟，每天 2~3 次。

中府穴

3 肝郁气痛

脉象：左手关脉沉弦。

可能的健康问题：肝气郁结不得舒，不通则痛，所以肝郁者会感觉到两胁窜痛，严重的会致腹部胀痛。

延伸辨证及确诊

① 该类人性格比较内向，之前可能遇到一些不顺心的事情，尤其是生闷气。

② 两胁胀痛，而且疼痛的位置会经常移动。

③ 时间长的可能会出现月经不调、肝脾肿大、神经官能症等疾病。

④ 某些肝炎或其他肝脏疾病，也会导致肝郁气痛。

专家提示

肝气郁结除了饮食、中药调养以外，精神调摄也是不可缺少的，要经常与人交流，把心中的各种郁闷尽可能通过倾诉排解出去。

双乌茶

原料 乌砂糖3克，乌梅2枚。

做法 将上两味药用热水冲泡。

用法 代茶饮用，每日2~3次，糖尿病患者禁用。

按摩方

按揉肝俞穴

　　按揉背部的肝俞穴（快速定位：肩胛骨下角水平线与脊柱相交椎体处，往下推2个椎体，其下缘旁开2横指），两侧各按5分钟，每天2次。

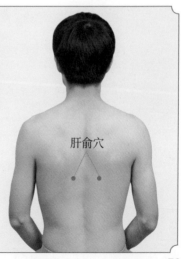

肝俞穴

4 脾虚泄泻不化

脉象：右手关脉沉缓。

可能的健康问题：饮食失调、过度劳累、熬夜、久病等都可能导致脾虚，脾主运化水谷精微，水谷精微得不到运化就只能排泄出体外，也就是完谷不化。沉脉主要以脾阳虚为主。

延伸辨证及确诊

① 主要以腹部隐隐作痛、大便溏稀、四肢发凉为标志。
② 多为过度饮食、缺少运动、偏胖的中老年人。
③ 曾大量食用冷饮或寒性食物导致伤脾。
④ 暴饮暴食伤脾。
⑤ 身体虚弱，或者久病体虚。

专家提示

现代人，尤其是在城市上班的中老年人，大多数都有脾阳虚的问题，主要是因为他们大多饮食不节、劳累、上班熬夜，如果你有小肚子并且体重偏重的话，就要小心了。

特效方

黑米山药粥

原料 黑米 50 克，山药 50 克。

做法 ❶ 将山药去皮切块，黑米淘洗干净。

❷ 将山药与黑米和匀，加水熬成粥即可。

用法 每日 1~2 剂，不拘时温服。

按摩方

按揉脾俞穴

　　按揉背部脾俞穴（快速定位：肚脐水平线与脊柱相交椎体处，往上推 3 个椎体，其上缘旁开 2 横指处），由另外一人帮助按揉，两侧各按 5 分钟，每天 2 次。

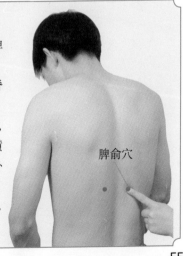

脾俞穴

5 痛经

脉象：尺脉沉。

可能的健康问题：痛经的原因很多，比较常见的是寒邪侵袭，可见脉沉而紧，经量不多，且带深红色血块，其他还有气滞、湿热、肝肾不足等原因。我们这里说的是寒痛。

延伸辨证及确诊

① 月经往往延迟退后，经量偏少，且带少量颜色深红的血块。

② 痛经时面色青白，四肢发凉，怕冷。

③ 舌苔发白。

④ 腹痛难忍，按则更痛，保暖或者热敷疼痛会减轻。

专家提示

中医将痛经分为气滞血瘀、寒凝血瘀、湿热郁结、气血虚弱、肝肾不足等很多类型，每种类型在脉象上的表现都不同，一定要分清楚才能对症治疗。

温经止痛汤 ☕

原料 川芎、五灵脂、白芷、生姜各10克,焦艾、香附各15克。

做法 将上述药材加水大火烧开,转小火煮取1/3,滤渣备用。

用法 每日1剂,不拘时热服。

按摩方

按揉三阴交穴

用手从后面握住小腿,拇指指腹按揉内踝尖上方3寸(4横指)的三阴交穴5分钟,每天3~5次。

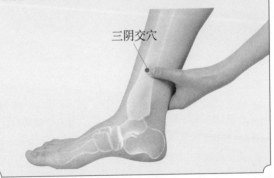

三阴交穴

6 肾气不足

脉象： 左右尺脉沉细。

可能的健康问题： 各种早衰的症状都可能是肾气不足导致的。

延伸辨证及确诊

① 盗汗，睡觉的时候大量出汗。

② 少白头，毛发为气血运行的终点，是肾气的外在表现，一旦出现少白头，可能是肾气不足。

③ 坐着的时候不自觉抖腿，很多人认为这是素质低下的表现，还有一个可能的原因就是肾精不足。

④ 傍晚时分低热，是肾气不足以推动气血运行的表现。

⑤ 中老年小便时寒战，也是肾气不足的表现。

专家提示

肾气不足是早衰最直接的原因，而且会引起抵抗力下降，导致多种疾病。种子是植物生命的精华，各种种子都有补肾固精的效果，比如花生、芝麻、韭菜子、核桃、瓜子等。

五子补肾茶 ☕

原料 枸杞子 2 克, 车前子、五味子、覆盆子、菟丝子各 1 克。

做法 将上述药材放入锅中, 加清水 500 毫升, 小火煮取 250 毫升即可。

用法 每天早晚各温服 1 次。

按摩方

按揉关元穴

按揉肚脐正下 3 寸 (4 横指) 的关元穴, 用食指和中指按按 3 分钟, 每天 2 次。或者一边散步一边用手掌揉按。

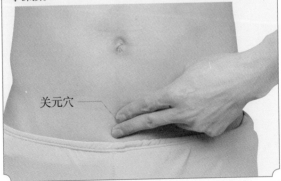

关元穴

迟脉 多主阴证、寒证

脉象解析

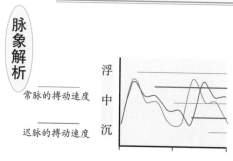

常脉的搏动速度

迟脉的搏动速度

浮
中
沉

迟脉，顾名思义就是跳动缓慢，对于迟脉的判定比较简单，是各种脉象当中比较好判定的，只要是一息不足四至，即每分钟搏动低于60次的，均为迟脉。

专家提示

一些特殊职业的人，心肺功能强大，脉搏跳动缓慢，比如运动员，尤其是游泳运动员，这样的人即使是迟脉也是健康的，在诊脉的时候要考虑进去。

60

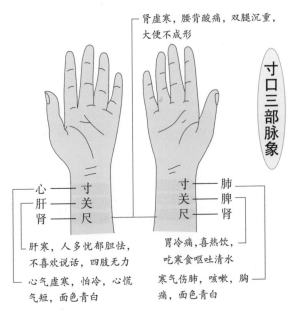

肾虚寒，腰背酸痛，双腿沉重，
大便不成形

寸口三部脉象

心 — 寸   寸 — 肺
肝 — 关   关 — 脾
肾 — 尺   尺 — 肾

肝寒，人多忧郁胆怯，
不喜欢说话，四肢无力

心气虚寒，怕冷，心慌
气短，面色青白

胃冷痛，喜热饮，
吃寒食呕吐清水

寒气伤肺，咳嗽，胸
痛，面色青白

主病

　　迟脉大多与寒证相关，中医认为寒主凝滞，
而脉搏的快慢依赖于阳气的推动，身体一旦被寒
邪入侵，气血运行必然受阻，在脉象上就会表现
为迟脉。如果是实寒，则脉搏迟而有力；如果是
虚寒，则脉搏迟而无力。

对应的健康问题

1 肺寒咳嗽

脉象：右手寸脉迟。

可能的健康问题：寒邪客肺，阳气不得宣泄，导致寒伤肺气，阴寒内盛。

延伸辨证及确诊

① 脉象迟而有力。

② 咳嗽声大，声音重而浊，喘息，有痰，痰色清白。

③ 怕冷，四肢发凉。

④ 一般没有明显的发热症状。

⑤ 发病一般比较急，以突然发作的咳嗽和气喘为辨证重点。

专家提示

治疗以温肺散寒、止咳平喘为原则，可以多喝一点热水，吃一些润肺效果明显的蜂蜜、川贝母、梨等。

特效方

姜糖饮

原料 生姜 20 克，红糖 30 克。

做法 将生姜洗净切片，加适量水煎煮，加红糖调匀备用。

用法 每日早晚各 1 次，趁热饮用。

按摩方

搓按肺俞穴

　　双手对搓大鱼际 3 分钟，按揉背部第 3 胸椎棘突下旁开 1.5 寸的肺俞穴 5 分钟。

　　肺俞穴快速定位：低头屈颈，颈背交界处椎骨高突向下推 3 个椎体，其下缘旁开 2 横指。

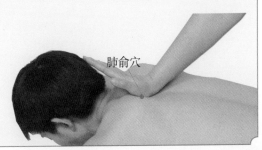

肺俞穴

2 心气虚寒

脉象：左手寸脉迟而无力。

可能的健康问题：心气虚寒，寒凝心脉。

延伸辨证及确诊

① 脉象迟而无力。

② 经常性心悸、气短。

③ 睡眠质量差，多梦话，易醒。

④ 容易感冒，感冒后症状加重，面部易红肿。

⑤ 病程一般较长，多有慢性心脏疾病。

专家提示

治疗以补心、益气、安神为主，生活上要注意手足的保暖。

特效方

龙眼莲子百合汤 ☕

原料 龙眼肉 5 颗，莲子 10 颗，百合 15 克，冰糖 5 克。

做法 将龙眼肉、莲子、百合洗净，加清水适量，煲煮半小时，再加冰糖，煮至溶化即可。

用法 每日 2 剂，不拘时温服。

按摩方

掐内关穴、神门穴

用拇指掐按两臂内关、神门穴，每侧各 2 分钟。

神门穴快速定位：腕前区，腕掌侧横纹尺侧端，尺侧腕屈肌腱的桡侧缘。

内关穴快速定位：前臂前区，从腕横纹向上量 3 横指，两条大筋之间即是。

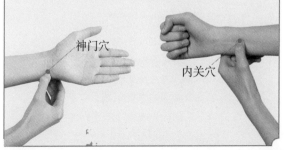

神门穴

内关穴

3 胃寒、胃脘痛

脉象：右手关部脉迟、沉。

可能的健康问题：多因脾胃功能比较差，再加上饮食不节，多食生冷，阴寒凝滞胃腑所致。

延伸辨证及确诊

① 脉象迟而沉。
② 胃脘疼痛，用手按或者热敷会缓解。
③ 舌苔发白，口中发淡，喜欢喝热水。
④ 严重时可能会呕吐，呕吐物呈清水样。
⑤ 会有不同程度的消化不良症状。

专家提示

治疗以暖胃散寒为主，生活上不宜吃生冷或寒性的食物，尤其是冷热食物不要一起吃，饮食要定时、有规律，不要随意吃零食，也不要暴饮暴食。有了胃寒症状应及时调养，否则可能会引起胃溃疡、十二指肠溃疡等慢性胃肠病。

甘草养胃茶 ☕

原料 甘草 15 克，干姜 5 克，大枣 5 颗。

做法 将干姜、甘草粗碎，加大枣及适量水煎煮 15 分钟，去渣备用。

用法 每天睡前 1 次，吃枣喝汤。

桂皮红糖饮 ☕

原料 桂皮 10 克，红糖 20 克。

做法 将桂皮、红糖加水适量煎煮 10 分钟，去渣备用。

用法 每天早晚各 1 剂，热服。

按摩方

揉神阙穴

　　每天饭后散步时，用手掌覆盖在神阙穴（肚脐）上，顺时针轻轻揉动，揉 20~30 分钟。

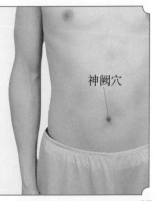

神阙穴

4 肾虚寒

脉象：尺部脉迟而无力。

可能的健康问题：肾阳亏损，导致腰背酸痛、双腿沉重、性功能减退等。长期缺乏运动、工作压力大、长期生活在寒冷环境中是其病因。老年人自然衰老也是因素之一。

延伸辨证及确诊

① 尺脉沉迟而无力。
② 早晨起来腰酸背痛，双腿无力。
③ 小腹胀满，上厕所大便不多，用手揉腹，症状减轻。
④ 部分人会出现胁下痛。
⑤ 大便不成形，排便不规律。

• • •

专家提示

肾虚寒是老年人的一种常见症状，补肾养肾是老年人长寿的重要养生手段，但是肾虚、肾寒越来越向年轻化发展，很大比例的中年人也有这方面的问题，日常生活中需要注意饮食、休息规律和减轻压力。

枸杞猪肾粥 ☕

原料 枸杞子 5 克，猪肾 50 克，粳米 50 克。

做法 ① 将粳米淘净，猪肾洗净切片，枸杞子洗净备用。

② 锅内加水烧开，下粳米、枸杞子、猪肾，煎煮数沸，至米熟烂即可。

用法 每日 1 剂，不拘时温服。

按摩方

按揉三阴交穴、足三里穴

用拇指按揉两腿三阴交穴（内踝尖上 4 横指）和足三里穴（外膝眼下 4 横指，距胫骨前缘 1 横指）各 10 分钟。

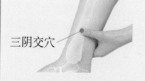

足三里穴

三阴交穴

数脉 多主阳证、热证

"数脉，去来促急，一日一息六七至。"

——西晋·王叔和·《脉经》

脉象解析

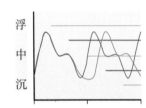

浮 中 沉

—— 常脉的搏动速度

—— 数脉的搏动速度

数脉的意思就是脉搏跳动比较迅速的意思，对于数脉的判定也非常简单，只要数清楚脉搏跳动的次数就行了，每分钟跳动 90~130 次，都属于数脉。

专家提示

数脉和迟脉是相对的两种脉象，两种一起学习比较方便掌握，数脉脉速较快，迟脉脉速较慢；数脉多主热证，迟脉多主寒证。

数脉是一种经常与其他脉象结合起来产生兼脉的脉象。掌握单纯的数脉以后，可以继续学习相兼脉，比如浮数、沉数、弦数、滑数、洪数、细数等。

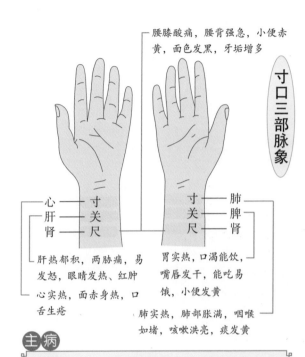

腰膝酸痛，腰背强急，小便赤黄，面色发黑，牙垢增多

寸口三部脉象

心 —— 寸
肝 —— 关
肾 —— 尺

寸 —— 肺
关 —— 脾
尺 —— 肾

肝热郁积，两胁痛，易发怒，眼睛发热、红肿

心实热，面赤身热，口舌生疮

胃实热，口渴能饮，嘴唇发干，能吃易饿，小便发黄

肺实热，肺部胀满，咽喉如堵，咳嗽洪亮，痰发黄

主病

　　数脉，大多与热证相关，有力为实热，无力为虚热。外感热证初起，脏腑热盛，邪热鼓动，血行加速，脉快有力为实热。阴虚火旺，津血不足，虚热内生，脉快而无力为虚热，脉象多为细数相兼脉。

对应的健康问题

1 口舌生疮

脉象：左手寸脉数而有力。

可能的健康问题：嘴角周围、口腔内部都可能出现一些斑点或者溃疡，遇到冷、热、酸、甜、辣等刺激则疼痛难忍。

延伸辨证及确诊

① 面色为不健康的潮红，声音响亮有力。

② 全身发热不怕凉。

③ 舌尖发红。

④ 饮食多肥甘厚味，或烟酒过度。

⑤ 外感风热，或者湿热。

⑥ 情志郁结。

专家提示

如果寸脉数而无力则是心虚热引起的，虚热多是因为体弱造成的。心实热以清热解毒治疗为主，虚热以滋阴祛火为主。

苦丁莲心茶

原料 苦丁 2 克，莲子心 2 克。

做法 热水冲泡。

用法 代茶饮，每日 2 杯，如果苦味太重，可以用来漱口。

按揉大陵穴

用一只手的拇指按揉另一只手腕掌侧横纹中点的大陵穴，每侧各按揉 5 分钟，每天 2~4 次。

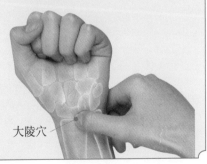

大陵穴

2 实热咳嗽

脉象：右手寸脉浮数而有力。

可能的健康问题：热咳多是由风热犯肺引起的，肺部最容易感受外邪，一旦受风热所侵，肺失清肃，则导致咳嗽。

延伸辨证及确诊

① 多发生在夏季或者夏末秋初。
② 不容易咳出痰，但是咳嗽的声音较大。
③ 痰呈浓黄色。
④ 常伴有咽喉发干、喉咙痛、头晕、头痛、舌头发红等症状。

专家提示

咳嗽分热咳和寒咳，寒咳多因外感风寒所致，脉浮迟，应与热咳分清楚，热咳的治疗一般以清热解毒、止咳化痰为主。另外，久病患者也可能是热咳，此为虚热，脉浮数而无力，属于内伤咳嗽。

青叶银花茶 ☕

原料 大青叶2克，金银花2克。

做法 将大青叶、金银花洗净，热水冲泡。

用法 代茶饮，每日不拘时随意取用，热服。

按摩方

按揉风池穴

　　两手抱头，按揉颈后大筋两侧的风池穴（快速定位见第41页），每次3~5分钟。

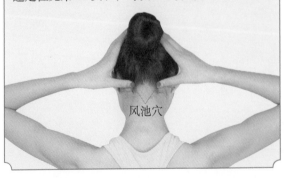

风池穴

3 肝热郁积

脉象：左手关脉数。

可能的健康问题：肝热分阴虚导致的虚热、积热或肝气郁结导致的实热。

延伸辨证及确诊

① 与平时相比，脾气越来越难控制，容易发怒。
② 口里发酸、发苦，可能会有口臭的症状。
③ 肝火上炎，眼睛容易发红、发肿、发干，眼屎增多。
④ 睡眠不好，多梦，入眠后容易发热。
⑤ 严重者可能会出现呕血。

专家提示

肝火旺盛、肝热郁积，大多与性格有关，喜欢生闷气的人大多有肝热郁积的症状，肝热的人最好不要喝酒，尤其是白酒。因为肝是酒的主要代谢器官，酒性大热，大热伤阴，对病情更是雪上加霜。

苦瓜芹菜汁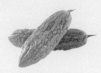

原料 苦瓜 50 克，芹菜 30 克。

做法 将苦瓜和芹菜洗净，切块，榨汁即可。

用法 每日 1 杯，可加蜂蜜调饮。

按摩方

按揉太冲穴

　　四指在下，用拇指轻轻按揉脚背第一、二跖骨结合部之前凹陷处的太冲穴（快速定位见第 43 页），左右各 5 分钟，每天 2 次。

太冲穴

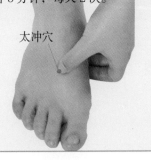

77

4 消谷善饥

脉象： 右手关脉数。

可能的健康问题： 能吃不胖让很多人羡慕，其实这很可能是一种健康隐患——胃热。

延伸辨证及确诊

① 胃口很好，饭量大，但是吃完没多久就会饿，体重正常或者偏瘦。

② 经常口渴，嘴唇发干，喜欢喝水，尤其是喝冷水。

③ 小便发黄，排尿时会感觉尿液发热。

专家提示

消谷善饥是因为胃热，食物腐熟过度，排空时间变短导致的。一般养护原则就是清胃火，如果出现大便溏稀，说明胃强脾弱，还需要吃一点健脾的食物。

雪梨白菜汁

原料 雪梨 1 个，白菜帮 100 克。

做法 雪梨去皮、去核、切块，白菜帮洗净切块，混合在一起榨汁即可。

用法 每日午饭、晚饭前各 1 杯。

按摩方

按揉中脘穴

　　用食指按揉肚脐上 4 寸的中脘穴，每天 1~2 次，也可饭后一边散步一边用手掌轻轻按揉。

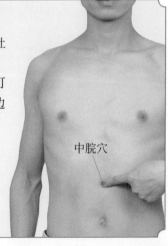

中脘穴

5 肾阴虚发热

脉象：左右手尺脉数而无力。

可能的健康问题：饮食辛辣、熬夜、房事过劳、先天不足、久病伤阴等均可导致肾阴虚而发热。

延伸辨证及确诊

① 腰膝酸痛，腰背强急。
② 小便发黄、发热。
③ 面色发黑，牙垢增多。
④ 时间长了会出现牙齿松动、耳鸣耳聋等症状。

专家提示

年轻人或者孩子多肾阳过盛，尺脉数而有力，这属于正常现象，不需要特殊调养，只要加强体育运动，消耗掉多余的精力就可以了。肾阴虚发热的调养原则是滋阴养肾。

特效方

黑豆阿胶汤

原料 黑豆 50 克，阿胶 5 克。

做法 将黑豆洗净后用水浸泡 1 小时，连水一起放进锅里，加阿胶煮至熟烂即可。

用法 每 2 天食用 1 次。

按摩方

按揉气海穴

　　用食指和中指轻轻按揉肚脐下 1.5 寸（2 横指）的气海穴，以采取仰卧位按摩为宜。

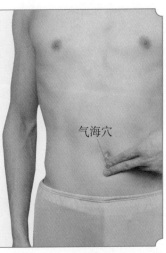

气海穴

疾脉 多主急性热病

脉象解析

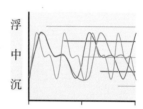

常脉的搏动速度

数脉的搏动速度

疾脉的搏动速度

浮
中
沉

疾脉，顾名思义，脉搏跳动非常迅速，快到极致的情况，一般来说一息七到八至，每分钟脉搏跳动达130~140次。

专家提示

疾脉是一种比较少见的脉象，多在急性热病较严重，危及生命的阶段才会出现，比如结核病、心肌炎的严重阶段，所以学习时简单了解即可；另外，孕妇临产和剧烈运动之后脉搏也会达到疾脉的程度，这并非病理性的，不用担心。

缓脉 多主脾胃虚弱及湿证

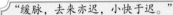

> "缓脉，去来亦迟，小快于迟。"
>
> ——西晋·王叔和·《脉经》
>
> "缓为胃气，不止于病，取其兼见，方可断证。浮缓伤风，沉缓寒湿，缓大风虚，缓细湿痹，缓涩脾薄，缓弱气虚。"
>
> ——清·李延昰·《脉诀汇辨》

脉象解析

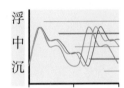

常脉的搏动速度
迟脉的搏动速度
缓脉的搏动速度

缓脉，一息四至，来去弛缓松懈。中医认为，若脉来均匀和缓，为平脉，是正常人的脉象。缓脉多见于湿证或脾胃虚弱。

专家提示

迟脉、数脉、疾脉、缓脉放在一起，是因为这四种脉象都与脉率相关，但是缓脉并非与疾脉相对，缓脉并非跳动极慢，这一点要弄清楚，在辨证的时候，缓脉大多与肠胃有关，诊脉的重点为右手关部。

对应的健康问题

1 脾湿、脾胃虚弱

脉象： 右手关脉缓而细。

可能的健康问题： 脾虚是现代人的一种常见体质，多因为工作压力大、饮食不定且过食肥甘厚味、经常熬夜所致。

延伸辨证及确诊

① 饭量减少，大便不成形，吃油腻的东西容易腹泻。

② 身体大多偏胖，男性有啤酒肚。

③ 总是提不起精神，全身乏力，气短懒言。

专家提示

脾湿体质现在成为城市人群的一种常见亚健康状态，平时除了用健脾养胃、化痰除湿的方子以外，最重要的是生活习惯上的改变：饮食要规律，三餐定时，结构合理，避免暴饮暴食；戒烟限酒，尤其是不能过量喝酒；加强锻炼，每天坚持锻炼1小时以上；尽可能少熬夜；多参与一些与人交流的活动，多参加户外活动。

葫芦黄酒 ☕

原料 干葫芦1个，黄酒500毫升。

做法 将葫芦做成容器状，倒入黄酒，密封1周即可。

用法 每日温服2次，每次50毫升。

按摩方

按揉石门穴

　　用食指和中指按揉肚脐下2寸（3横指）的石门穴，每次5分钟，每天2次。也可用艾灸的方式，每天灸2~3壮，连灸3天。

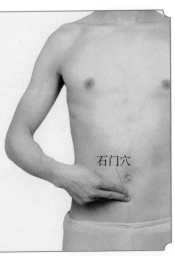

石门穴

虚脉 多主各种虚证

脉象解析

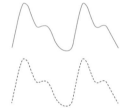

实脉来去跳动有力

虚脉来去跳动无力

虚脉的脉象特点是脉搏搏动力量软弱，寸、关、尺三部，浮、中、沉三候均无力，是脉管的紧张度减弱、脉管内充盈度不足的状态。

专家提示

诊断虚脉的时候，有三个特点，即大、空、软。所谓大，就是脉体比常脉要大一点，空就是感觉脉管里没有满，软就是搏动无力，有些医家形象地形容它为好像按到了葱管上一样。

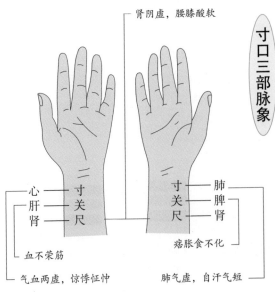

肾阴虚，腰膝酸软

寸口三部脉象

心—寸
肝—关
肾—尺

寸—肺
关—脾
尺—肾

血不荣筋

痞胀食不化

气血两虚，惊悸怔忡

肺气虚，自汗气短

主病

　　虚脉主一切虚证，且大多数情况下，会出现寸、关、尺皆虚的情况，所以虚脉诊病，更要根据其他因素综合考量，以确定身体"虚"在了什么地方。虚证分气血阴阳，气是脉搏跳动的动力，如果气虚，脉搏力量会减弱，故脉来无力；血虚不能充盈脉管，则脉细无力。迟而无力多阳虚，数而无力多阴虚。

87

对应的健康问题

1 心气血两虚

脉象：左手寸脉虚而细。

可能的健康问题：心主血，所以心的虚证大多与血分不开，血虚一般与气虚是关联的，所以气血两虚是心虚证的表现。

延伸辨证及确诊

① 出现过大量失血的情况。

② 过度劳累费神。

③ 血的生化出了问题。

④ 睡眠浅，容易受惊，健忘。

⑤ 面色苍白，唇色淡，舌尖颜色浅。

专家提示

心气血两虚证，一般的治疗原则是补益气血安神，临床上常用归脾汤、八珍汤治疗。

猪血菠菜汤

原料 猪血 100 克，菠菜 100 克，香油、盐各适量。

做法 ❶ 将猪血切块，焯水备用；菠菜洗净焯水备用。

❷ 锅内加水，下猪血烧开，放入菠菜，待再次烧开，加盐、香油调味即可。

用法 每周食用 3~5 次。

按摩方

按三阴交穴

　　用手握住脚踝，拇指在内踝尖直上 4 横指的三阴交穴上用力按压 3 分钟，每天 2 次。

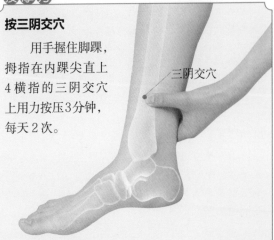

三阴交穴

2 肺气虚

脉象： 右手寸脉虚而无力。

可能的健康问题： 肺在五脏当中处于最上方，与体外进行气体交换，肺气充足则人体抵抗力强，不易被外邪入侵，肺气虚则抵抗力差，容易患病。

延伸辨证及确诊

① 咳嗽乏力，咳嗽时间长，声音不大，咳嗽期间全身无力。

② 畏风自汗，不运动就容易出虚汗，害怕受风，一受风就感觉寒冷，打寒战。

③ 长时间肺气虚会导致哮喘。

④ 天气冷热变化或者流感暴发时容易感冒。

专家提示

除了常见的咳嗽、畏风等肺气虚症状以外，西医所指的慢性支气管炎、慢性支气管扩张、肺气肿、肺心病等都属于肺气虚的范畴，都适用于中医肺气虚的调养方式。

西洋参甘草茶

原料 西洋参 3 克,甘草 5 克。

做法 将西洋参和甘草放入杯中,加热水冲泡。

用法 代茶饮,每日 1 次,可反复冲泡。

按摩方

按揉尺泽穴

　　用一只手的拇指按揉另一上肢肘关节的尺泽穴(快速定位:屈肘时肘关节内侧,触及肌腱,其外侧缘即是)3~5 分钟,每天 2 次。

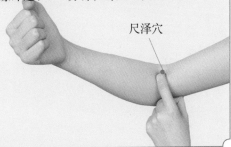

尺泽穴

3 肝血虚，血不荣筋

脉象： 左手关脉虚。

可能的健康问题： 中医认为"肝藏血"，肝是血液储存、运输的关键器官，如果血液供应不足或者运转不畅，就可能出现肝血虚的症状。

延伸辨证及确诊

① 面色苍白，没有精神，偶有头晕目眩。
② 指甲、头发无光泽，可能会出现灰指甲等。
③ 肢体关节麻木，活动困难。
④ 肌肉松弛无力，经常颤抖。
⑤ 女性月经量少，甚至停经。

专家提示

　　肝血虚患者调养的时候要综合分析病因，失血造成的血虚宜补血养肝，肝脏本身出了问题，如长期饮酒导致的肝硬化、脂肪肝等，则以清肝养血为主，如为长期脾胃虚弱导致造血原料不足，则在补血养肝的同时也要注意滋补脾胃。

特效方

阿胶大枣茶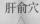

[原料] 大枣2颗，阿胶3克，红糖10克。

[做法] ❶ 将大枣切成两半，阿胶烊化。

❷ 将所有材料放入杯中，加热水冲泡即可。

[用法] 每日1次，代茶饮服，可反复冲泡。

按摩方

按揉肝俞穴、胆俞穴

　　按揉背部第9、第10胸椎棘突下旁开1.5寸的肝俞穴（快速定位见第53页）和胆俞穴（在肝俞穴稍下处），各按揉3分钟左右。

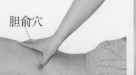

胆俞穴

肝俞穴

4 脾胃气虚，痞胀食不化

脉象： 右手关脉虚。

可能的健康问题： 脾胃主水谷运化，水谷精微是机体的气血之源，而脾胃的运行主要是靠气的推动，所以脾胃的虚证主要是气虚，气虚导致运化功能减弱，吃的食物消化不了，就会腹胀不消化。

延伸辨证及确诊

① 最典型的特征是吃了东西以后腹胀，食物不消化，大便中带有明显未消化的食物。
② 长期的脾胃疾病会导致脾胃气虚。
③ 如果伴有寒证，大便会不成形，称之为脾胃虚寒。
④ 过度劳累、久病体弱都可能导致脾胃气虚。

专家提示

　　脾胃气虚的调理以益气健脾、温中和胃为主，除了补以外，调养也非常重要，多吃些稀软易消化的食物，尽量少吃生冷、辛辣以及其他刺激性食物。

补气鸡汤 ☕

原料 鸡肉300克,沙参、玉竹、生地黄各10克,姜、盐、油各适量。

做法 ❶ 将鸡肉洗净切块,姜洗净切片,药材用纱布包好。

❷ 锅内加少许油,下姜片爆香,倒入鸡块翻炒2分钟。

❸ 加水,加药包,炖半小时后加盐调味出锅。

用法 每周服用2~4次。

按揉建里穴

用食指和中指轻轻按揉脐上3寸(4横指)的建里穴5分钟,也可饭后散步时用手掌轻轻抚摸。

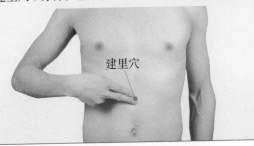

建里穴

5 肾阴虚，腰膝酸软

脉象： 左右尺脉虚。

可能的健康问题： 肾是人的先天之本，肾虚意味着衰老的开始，肾虚分为肾阴虚、肾阳虚和阴阳两虚等情况，在诊断的时候要分清楚以对症下药。

延伸辨证及确诊

① 腰膝酸软，腿脚无力。

② 耳鸣耳聋，失眠多梦。

③ 少白头，梦呓磨牙。

④ 男子遗精早泄，女子经少或闭经。

⑤ 手心、足心易出汗，潮热。

专家提示

糖尿病的其中一个证型就是肝肾阴虚，所以滋养肾阴对于糖尿病患者来说，具有积极的辅助意义。

黑豆海参汤 ☕

原料 黑豆30克，海参（湿）100克，盐适量。

做法 将黑豆和海参放入砂锅，加清水适量，小火煲2小时，加盐调味即可。

用法 每周服用2~4次。

按摩方

按揉太溪穴

用手握住脚踝，用拇指揉内踝尖与跟腱之间凹陷处的太溪穴5分钟，每天2次。

太溪穴

实脉 多主各种实证

脉象解析

实脉来去跳动有力

虚脉来去跳动无力

实脉的脉象特点是脉搏搏动力量强，寸、关、尺三部，浮、中、沉三候均有力量，脉管宽大。实脉是具有复合因素的脉象，以"大而长微强"为主要构成条件。其中，脉体"大"是必备条件。其实质是脉体"大"再兼"长"和"微强"。

专家提示

如果正常人出现实脉，一般不会有太严重的问题，但久病体虚的人，如突然出现实脉，很可能是孤阳外脱的先兆，是一种非常危险的信号，要引起足够重视，结合其他症状加以辨别。

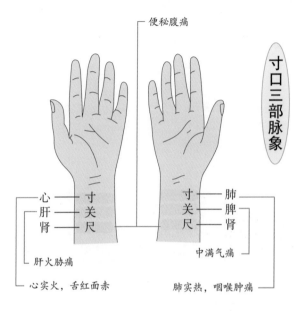

便秘腹痛

寸口三部脉象

心 ——寸
肝 ——关
肾 ——尺

寸—— 肺
关—— 脾
尺—— 肾

肝火胁痛

中满气痛

心实火，舌红面赤

肺实热，咽喉肿痛

主病

　　实脉多主各种实证，邪气亢盛而正气充足，正邪相搏，气血充盈脉道，搏动有力。

　　实脉也见于正常人，必兼和缓之象，且无病证表现。一般两手六脉均实大，称为六阳脉，是气血旺盛的表现。

对应的健康问题

1 心实火，舌红面赤

脉象：左手寸脉实。

可能的健康问题：心主火，舌为心之苗，心实火则上炎，会影响到舌头，所以会出现舌红、面赤的情况。

延伸辨证及确诊

① 本证以心及舌、脉等有关组织出现实火内炽的症状为辨证要点。

② 可见心烦、夜里睡不实、面赤口渴、小便黄、大便干、舌生疮等症状。

● ● ●

专家提示

心火有实火和虚火之分，必须对症下药才能药到病除。分清实火和虚火的一个方法，就是看舌头。如果是实火，舌苔发黄，而且比较厚。如果是虚火，舌头发红，苔薄。当然还要结合其他症状进行综合分析。

竹叶茶

原料 竹叶 3 克。

做法 将竹叶放入杯中，热水冲泡，闷盖 5 分钟。

用法 代茶饮，不限时间次数。

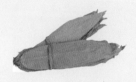

按摩方

掐揉行间穴

用拇指用力掐揉脚背第一、二趾缝赤白肉际的行间穴 3 分钟，每天 2 次。

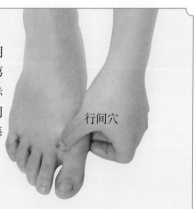

行间穴

2 肺实热，咽喉肿痛

脉象： 右手寸脉实。

可能的健康问题： 肺实热是热毒蕴于肺，肺气不得发，肺失清肃，导致咳嗽、咽喉肿痛等症状。

> **延伸辨证及确诊**
>
> ① 饮食失调，如长期食用肥甘厚味或者烟酒过度导致热毒蕴肺。
> ② 外感风热或外感风寒化热，导致热毒内蕴，肺失清肃。
> ③ 胸胀闷痛，咳嗽响亮，咳时胸痛加剧，大量出汗。
> ④ 咽喉肿痛，感觉咽喉被堵住了一样，恶心作呕。

专家提示

实热所致咽喉肿痛的治疗以清热解毒为主，肺热咳嗽一般病程较长，要及时治疗，以免发展成为肺炎。

麻黄甘草茶

原料 麻黄2克，甘草4克。

做法 将上药粗碎放入杯中，加热水冲泡，闷盖3分钟即可。

用法 代茶饮，每日1杯。

按揉云门穴

用食指用力按揉锁骨外侧下端三角窝中心的云门穴，两侧各5分钟。

云门穴

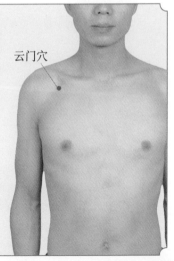

3 肝火胁痛

脉象： 左手关脉实。

可能的健康问题： 除了肝肾阴虚以外，大多数情况下肝火属于实火，关脉实。

延伸辨证及确诊

① 容易发怒，发怒以后眼睛发红，头痛。

② 两胁刺痛，且位置不定。

③ 口干、口苦。

④ 大便干燥，小便发黄。

⑤ 女性月经量多甚至血崩。

专家提示

清肝火最重要的就是制怒，我们平时说"气得我火冒三丈"其实是有道理的，怒伤肝，导致肝火上炎，这不仅是情绪问题，更是健康问题。生气、郁闷、饮食过度、烟酒过度等导致的肝火旺都属于实火，左手关脉大多数而实。

桑菊夏枯草茶

原料 桑叶1克，夏枯草1克，菊花2克。

做法 将原料放入杯中，热水冲泡，闷盖5分钟。

用法 代茶饮，每日1杯。

按揉三阴交穴

　　用手握住足踝上侧，拇指按揉内踝尖直上4横指的三阴交穴，两侧各5分钟，每天2次。

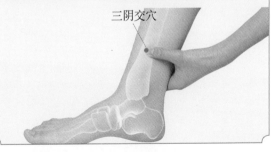

三阴交穴

4 中满气痛

脉象：右手关脉实。

可能的健康问题：关脉实多属胃的实证，与暴饮暴食和情绪不佳相关的脾胃问题多属于实证。

延伸辨证及确诊

① 中满，即胸口以下、胃以上的部分发胀，按压时觉得十分坚硬。

② 症状出现前 1~2 天曾经暴饮暴食。

③ 儿童患者可能是吃过油腻、热量高的食物。

④ 症状出现之前可能大怒一场，或情绪有过剧烈的波动。

• • •

专家提示

绝大多数的中满气痛与积食有关，如果没有其他明显症状，用健胃消食的办法都可缓解，一些肠胃常见病也会出现中满脉实的情况，比如慢性胃炎、胃溃疡、胃下垂等。

焦三仙茶

原料 焦麦芽2克，焦神曲2克，焦山楂5克。

做法 将原料粗碎，加清水适量煎煮5分钟，去渣留汁备用。

用法 每日1剂，饭后服用。

按摩方

按揉中脘穴

　　用食指按揉肚脐上4寸的中脘穴5分钟，或者饭后利用散步的时间用手掌轻轻按揉。

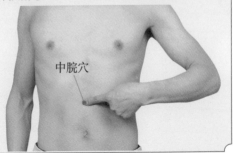

中脘穴

5 便秘腹痛

脉象： 双手尺脉实。

可能的健康问题： 尺脉主下焦，下焦实证最容易导致的就是实火便秘。

延伸辨证及确诊

① 大便干硬，大便时有灼热感，有时候会带血。
② 全身发热，不怕冷，喜欢喝冷水。
③ 形体消瘦者实火便秘较多。

● ● ●

专家提示

中医认为便秘分实火和虚火两种，实火便秘尺脉实，虚火便秘尺脉虚，实火便秘以清火为主、滋阴为辅，多吃一些祛火的寒性药物，如牛黄等；虚火便秘多以滋阴为主，所用药物药性大多温和，如银耳、沙参等。不管是什么原因导致的便秘，多吃一些膳食纤维丰富的食物，多补水，都有利于改善症状。

萝卜蜂蜜水

原料 白萝卜 100 克，蜂蜜 15 克。

做法 将白萝卜洗净切块，加水烧开后煮 5 分钟。调入蜂蜜，搅拌均匀即可。

用法 每日 1 剂，饭前服用。

按摩方

按揉气海穴

用食指和中指轻轻按揉肚脐下 1.5 寸（2 横指）的气海穴，以睡前仰卧位按摩为宜。

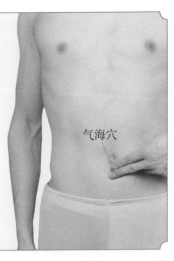

气海穴

滑脉 多主饮食过度

脉象解析

滑脉感觉手指
下如同滚珠

　　滑脉的脉象特点是脉搏形态应指圆滑，如同圆珠流畅地由尺部向寸部滚动，浮、中、沉取皆可感到。

专家提示

　　脉的流利程度分三种：一是正常的流利程度；二是较正常更流利的程度，即滑脉；三是流利程度不及正常者，即涩脉。其中，正常的流利程度，是正常脉象的必备条件。滑脉和涩脉，则是脉的流利程度发生了变化。对于初学者来说，这三种程度是比较难掌握的，需要反复仔细体验。

　　滑脉为纲领性脉，它可以与其他脉象相兼，比如浮滑、弦滑、滑数等。

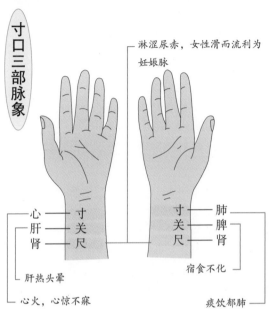

寸口三部脉象

淋涩尿赤，女性滑而流利为妊娠脉

心 —— 寸
肝 —— 关
肾 —— 尺

寸 —— 肺
关 —— 脾
尺 —— 肾

肝热头晕

宿食不化

心火，心惊不寐

痰饮郁肺

主病

　　脉搏滑而平缓，就是健康的脉象，常见于气血旺盛的青壮年。如果女性停经两三月出现滑脉，则是妊娠脉，也就是我们平时说的喜脉。

　　病理性的滑脉多与痰湿、实热相关，所以病理性的兼脉多见浮滑脉、弦滑脉、滑数脉等，极少出现滑沉脉、滑迟脉等与虚证、寒证相关的滑脉，因为虚、寒皆不利于脉象流利。

对应的健康问题

1 心火，心惊不寐

脉象：左手寸脉滑而有力。

可能的健康问题：心火过旺，导致火热伤神，影响睡眠。

延伸辨证及确诊

① 可能在夏季吃了较多的热性食物，如麻辣烫、火锅、榴莲等。

② 炎热季节，遇到烦躁、愤怒的事情也可能导致心火过旺。

③ 主要表现为心中烦热，面红，口渴，尿黄。

④ 可能出现掌心发热、额头发热、舌尖发红、口臭等症状。

专家提示

治疗应以养心祛热、镇静安神为原则。日常饮食宜清淡，症状消失之前不宜做剧烈运动，情绪上也不宜有剧烈波动。

西洋参黄连茶

原料 西洋参5克，黄连2克。

做法 将西洋参、黄连剪碎，放入杯中，加沸水冲泡。

用法 代茶饮，每日1次，可反复冲泡。味较苦，可加适量冰糖。

按摩方

掐揉行间穴

　　用拇指用力掐揉脚背第一、二趾缝赤白肉际的行间穴3分钟，每天2次。

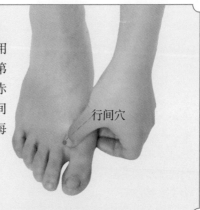

行间穴

2 痰饮郁肺

脉象： 右手寸脉滑。

可能的健康问题： 痰湿郁积于肺，形成肺部痰饮，导致咳嗽、气喘、痰多等症状。

延伸辨证及确诊

① 胸胁胀满、疼痛，尤其是咳嗽会带着痛，感觉有痰。
② 之前可能长时间感冒咳嗽。
③ 气喘比较严重，不能俯卧，稍微动一下就会加剧咳嗽和疼痛。

专家提示

痰饮，所谓痰，多因外感、饮食、情绪、内伤等引起肺、脾、肾各脏气化功能失常所致，痰本身的特性是黏稠。如果体内水液运行不畅，形成积聚，就是所谓的饮。所以胀满、疼痛是痰饮的主要表现。痰饮郁肺大多数是因为外感风热风寒，长时间没有痊愈导致的，所以，咳嗽、气喘也是痰饮的重要表现。

114

苓桂术甘汤（加味）

原料 茯苓 20 克，白术 15 克，桂枝 15 克，甘草 10 克，葛根 10 克，生姜 5 片，桔梗 10 克，制半夏 10 克。

做法 将上药粗碎，加清水适量煎煮 30 分钟，去渣留汁备用。

用法 每日 1 剂，饭后服用。请遵医嘱。

按摩方

按揉风池穴

双手抱头，用拇指按揉脑后大筋外侧与耳垂平齐的风池穴（快速定位见第 41 页）5~10 分钟。

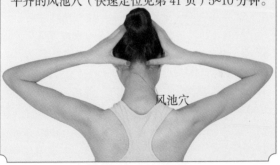

风池穴

3 肝热头晕

脉象：左手关脉滑。

可能的健康问题：肝火上炎，影响到情绪，导致头晕、头胀、头痛等症状。

延伸辨证及确诊

①易怒，或者最近变得越来越暴躁。
②平时吸烟喝酒，尤其是酗酒。
③嘴里发干、发苦，吃一些清淡的食物都感觉口苦。

专家提示

肝热的治疗以疏肝理气、清热解毒为主。

五脏的各种热证表现都不一样，可以通过一些比较明显的症状进行区分，肺热多表现为热咳、哮喘、口干；心热多表现为双颊及额头发红发热、舌尖发红、口酸、惊悸；肝热多表现为口苦、眼红、易怒；胃热多表现为口臭、嗳气；肾阴虚发热多表现为五心烦热、潮热颧红。

其中肺热、肝热、心热都极易影响睡眠，要注意分清楚。

菊花枸杞茶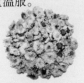

原料 菊花 2 克，枸杞子 5 克。

做法 将菊花和枸杞子放入杯中，用沸水冲泡，闷盖 5 分钟。

用法 代茶饮，每日不拘时随量温服。

按揉风池穴

　　双手抱头，用拇指按揉脑后大筋外侧与耳垂平行的风池穴（快速定位见第 41 页）5~10 分钟。

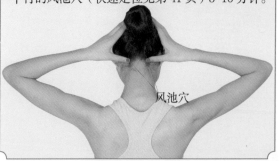

风池穴

4 暴食引起宿食不化

脉象： 右手关脉滑。

可能的健康问题： 因为暴饮暴食引起肠胃功能失调，导致宿食不化。

延伸辨证及确诊

① 最常见的是遇到好吃的就暴饮暴食，导致腹胀、腹痛。
② 热性食物一次吃太多也会导致此症状。
③ 具有发病急、病程短的特点。

专家提示

宿食不化分多种情况，比如脾胃虚弱导致的，应健脾养胃、消食导滞；寒邪客胃引起的，应温胃驱寒；而暴饮暴食引起的，则以消食导滞为主，可用山楂、神曲、麦芽等，症状缓解前应禁食，少量补水。如果疼痛剧烈应及早就医，以免发展成重病。

神曲山楂饮

原料 神曲 3 克，山楂 5 克。

做法 将上药加清水适量，煎煮 10 分钟，滤渣留汁备用。

用法 每日 2 剂，饭前热服。

按揉神阙穴

神阙穴就是肚脐，用掌根轻轻按揉 5~10 分钟。

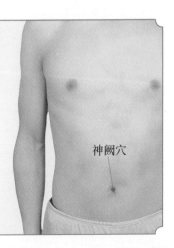

神阙穴

5 淋涩尿赤

脉象： 两手尺脉滑。

可能的健康问题： 多为湿热蕴结下焦。

延伸辨证及确诊

① 小便发黄、发热，排尿时有灼热感。
② 尿频、尿急、尿痛。
③ 头身困重，身体无力。

专家提示

　　常因恣食肥甘辛热之品，或嗜酒，或湿热秽浊之邪外侵，湿热下注而致，平时应注意饮食，少食肥甘辛辣之物，忌酒，及时到医院找专科医生治疗。

白茅根玉米须饮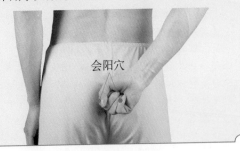

原料 玉米须30克，白茅根30克，红枣8个。

做法 将上药洗净，加清水适量，煎煮40分钟，滤渣留汁备用。

用法 每日1剂，分早、晚饭后饮用。

按摩方

按揉会阳穴

会阳穴在尾骶骨两侧，可以用拳头按揉，也可以采用拳头敲打的方式。

会阳穴

涩脉 多主津液亏虚、气血瘀滞

"涩脉,细而迟,往来难且散,或一止复来。"
——西晋·王叔和·《脉经》

脉象解析

涩脉手感如"轻
刀刮竹"

涩脉的脉象特点是脉形较细,脉势滞涩不畅,如"轻刀刮竹";至数较缓而不匀,脉力大小亦不均匀,呈三五不调之状。

专家提示

涩脉与滑脉是相对应的两个脉象,一个艰涩,一个流利。但是涩脉除了"涩"这个特点外,还具备脉形细、脉数缓而不匀、脉力不匀等多种特点,所以涩脉是一种单因素脉象,不像滑脉那样有很多兼脉。在学习的时候不妨先把握最重要的一点:只要脉的流利程度较差,达不到正常的流利程度,即是涩脉。

滑脉和涩脉是很难掌握的两种脉象,但它们又是十分重要的两种纲领脉,一定要细细体会,反复学习。

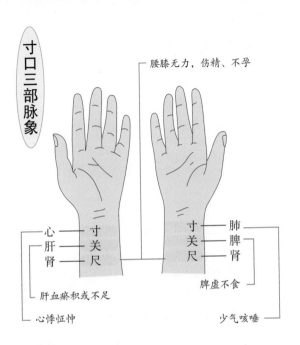

寸口三部脉象

腰膝无力，伤精、不孕

心 — 寸
肝 — 关
肾 — 尺

寸 — 肺
关 — 脾
尺 — 肾

脾虚不食

肝血瘀积或不足

心悸怔忡

少气咳唾

主病

涩脉，与各种可导致气血凝滞的原因是分不开的，比如气滞、血瘀、痰浊等实证，这些情况下脉象大都涩而有力。

另外，虚证导致气血运行不畅时也会出现涩脉，这种情况下脉象大都涩而无力。

对应的健康问题

1 心血瘀阻，心悸怔忡

脉象：左手寸脉涩。

可能的健康问题：心血瘀阻引起的各种胸闷、心悸、胸痛等问题。

延伸辨证及确诊

① 久病体虚、长期闷闷不乐、大量失血等都可能是病因。

② 胸口憋闷、疼痛，时间长了肩背也疼痛。

③ 嘴唇、指甲发青、发紫，甚至出现斑点，舌色暗淡。

④ 易感冒，感冒后不易康复。

⑤ 易劳累，遇到寒冷天气等则症状会加重。

专家提示

调养的大原则是活血化瘀、补心理气，但瘀阻的病因不同，还需要辨证调养。比如痰阻者要化痰，寒阻者要温心阳等。情绪上的调养也十分重要，平时要保持心境平和、开朗。

特效方

红花丹参饮

原料 红花 3 克，丹参 5 克。

做法 将红花、丹参用茶包包起来，放入杯中，加沸水冲泡。

用法 代茶饮，每日睡前 1 次。

按摩方

按揉内关穴

内关穴位于腕掌侧横纹中点上 2 寸处（3 横指），两大筋之间。一手握住另外一只手臂，用拇指掐按内关穴 3~5 分钟，每天 4~6 次。

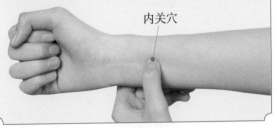

内关穴

2 寒、痰阻肺，少气咳唾

脉象： 右手寸脉涩。

可能的健康问题： 寒邪或者痰湿郁积肺中不去，导致寒喘、气短、咳嗽等症状。

延伸辨证及确诊

① 曾经感染过风寒，咳嗽未停。
② 咽喉发痒，咳嗽声重，痰少、色白。
③ 喜热畏寒，偶有发热，但很少出汗。
④ 发热时全身肌肉酸痛，头胀痛，揉太阳穴有所缓解。

专家提示

　　寒、痰阻肺导致的各种肺部问题大多与风寒感冒分不开，一般体虚者长期感冒未愈，或外感风寒者症状更为明显，治疗的原则是祛风散寒、止咳化痰。患者生病期间不宜做室外运动，在家里做一些简单的锻炼即可。

特效方

川贝丹参饮

原料 川贝母 3 克，丹参 5 克，雪梨 200 克。

做法 ❶ 将雪梨洗净去皮、去核、切块，川贝母、丹参洗净备用。

❷ 将所有材料放入砂锅，加水炖 1 小时即可。

用法 温服，每周 3~4 次。

按摩方

按揉定喘穴

定喘穴快速定位：低头，颈背交界椎骨高突处椎体下旁开半横指处。

可以由家人帮忙，以拇指按揉定喘穴 3~5 分钟。

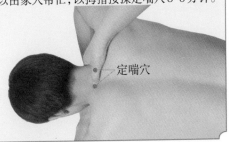

定喘穴

3 肝血瘀积或不足

脉象： 左手关脉涩。

可能的健康问题： 长期精神抑郁导致肝气郁，进而导致血瘀，某些外伤出血也可能导致血瘀。

延伸辨证及确诊

① 病人一直精神状态不好，或生活不顺心，或工作压力大。

② 浑身乏力，即完全休息好了也会感到累。

③ 经常感到肌肉和关节酸痛。

④ 食欲下降，不仅不想吃东西，还很少感觉到饿。

⑤ 体温偏高，经常低热。

专家提示

　　肝脏是制造血液的主要器官，同时也是血液的储存中心和中转站，中医有"肝藏血"之说，中医认为，血的运行离不开气的推动，所以长期的肝气郁，必然会导致肝血瘀的发生。治疗以疏肝理气、活血化瘀为主，如果是失血导致的气血两虚，则应以补气养血为主。

补肝汤

原料 当归10克，川芎6克，白芍10克，熟地黄10克，炙甘草6克，木瓜6克，酸枣仁6克。

做法 将上药混合，加清水适量，煎煮20分钟，滤渣备用。

用法 用于肝血不足，每日1剂，不拘时候温服。

按摩方

按揉肝俞穴

肝俞穴位于背部第9胸椎棘突下，旁开1.5寸（快速定位见第53页）。用双手拇指分别按压在双侧肝俞穴上，做旋转运动，每次10分钟，每日2次。

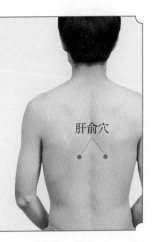

肝俞穴

4 脾虚不食

脉象： 右手关脉涩。

可能的健康问题： 脾虚导致食物很难被身体吸收，连累胃口，使得胃口变差。

延伸辨证及确诊

① 食欲减退，但是胃部没有明显的不适症状。
② 轻微腹胀，就是肚子感觉有点不舒服、胀气，但是又在可忍受的范围内。
③ 体弱乏力，尤其是抬重物和进行较强的运动时觉得没有力气。
④ 大便不成形，偶尔腹泻。

专家提示

中医将脾胃的功能分开来说，胃主受纳，主要是接收我们吃下的食物，并将它们加热、腐化；脾主运化，主要是将腐化好的食物转化成生命之源——气血津液。所以，一旦脾的运化出了问题，我们就会感觉全身无力。治疗还是以健脾为主，尽量少吃辛辣刺激性的食物或油腻、生冷等难消化的食物。

特效方

木耳山楂汤 ☕

原料 黑木耳 5 克，山楂 30 克，大米 50 克。

做法 ❶ 将黑木耳泡发，洗净切丝；大米淘净；山楂洗净，去核，切丁。

❷ 锅中加适量水，下黑木耳丝、大米煮开，改小火煮 20 分钟，倒入山楂丁，至米熟烂即可。

用法 每日 1 次，饭前热服。

按摩方

按揉脾俞穴

脾俞穴位于背部第 11 胸椎棘突下，旁开 1.5 寸（快速定位见第 55 页）。用双手拇指或食指指尖垂直按压，然后做横向拨动，力度适中，以有酸胀感为度。每次 5 分钟，每日 2 次。

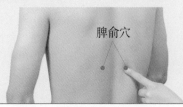

脾俞穴

5 腰膝无力，伤精、不孕

脉象： 双手尺脉涩。

可能的健康问题： 身体虚弱、房事过度、早衰等造成的肾阴阳两虚。

延伸辨证及确诊

① 两腿酸软无力，好像支撑不起身体一样。

② 男子阳痿、早泄或不育。

③ 女子经量减少、不育，甚至绝经。

④ 小腹发冷、疼痛，热敷缓解。

⑤ 可能出现注意力下降、精神恍惚等症状。

●●●

专家提示

人年纪大了肾易不足，会出现耳鸣、眼花、行走无力，如果肾长期阴阳两虚，病情将更严重，比如脱发严重、耳聋。所以有此症状的人不仅需要饮食调养，也要注意加强运动，或者按摩一下腿部肾经穴位。

鹿茸汤 ☕

原料 鹿茸 20 克，鸡肉 100 克。

做法 ① 将鹿茸洗净切片，鸡肉洗净切块。

② 将鹿茸和鸡肉放入炖盅内，隔水蒸炖 3 小时即可。

用法 食肉喝汤，每周 4~5 次。

按摩方

按揉肾俞穴

　　肾俞穴位于第 2 腰椎棘突下旁开 1.5 寸（快速定位：肚脐水平线与脊柱相交椎体处，其下缘旁开 2 横指处），以拇指按揉 5 分钟，每日 2 次。

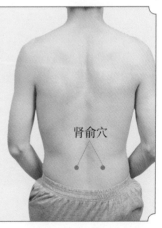

肾俞穴

长脉 主阳证、实证、热证

脉象解析

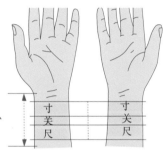

长脉超过了寸、关、尺的范围

正常的脉位仅限于寸、关、尺的范围内，如果脉搏的长度超过了这个范围，比如寸脉向手掌蔓延、尺脉向小臂蔓延，就是长脉。

专家提示

一般在脉学经典当中，长脉和短脉一般都只是略微提及，因为这两种脉型已经不适合用寸、关、尺的概念来表述了，所以一些基本的诊脉方法就失去了意义。

对应的健康问题

① 如果脉长而柔和，是健康的象征，一般来说多见于年纪较大的老年人，如果老年人脉长而滑实，说明气血充盈、旺盛，是长寿的象征。

② 脉长而洪数为阳毒内蕴。所谓阳毒，就是体内实火旺盛，一般用苦寒类的食物或者中药可以调理，如黄连、葛根等。

③ 脉长而洪大为热深、癫狂。癫狂多因邪火攻心所致，以醒神开窍去心火为主，常用的中药有莲子心、麝香、冰片等。

④ 脉长而弦为肝气上逆。以疏肝理气为主，常用中药有玫瑰花、乌梅、香附、郁金等。

⑤ 脉长而细为虚寒证。以温阳平补为主，常用的中药有大枣、冬虫夏草、山药等。

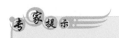

专家提示

　　长脉即便体现出病脉的特征，身体仍然正气充足，所以只要对症下药，一般很快就能痊愈。

短脉 多主气虚不足

短脉象形似龟，藏头露尾脉中筋。

脉象解析

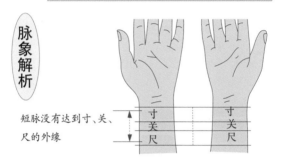

短脉没有达到寸、关、尺的外缘

短脉的判定也很简单，只要脉体没有达到寸、关、尺"一寸九分"的长度，均为短脉。

专家提示

长脉和短脉是相对的两个脉象，我们可以放在一起学习，判定的方法也基本一致，采用"持脉轻重法"诊寸、尺部位外缘，如果超过了寸、尺的外缘就是长脉，如果没有达到寸、尺的外缘则为短脉。

对应的健康问题

一般认为，短脉多与气虚分不开，各种与气相关的健康问题都可能表现为短脉。

① 气虚：多表现为倦怠、不爱说话、畏寒、自汗等症状，严重的可能会导致头晕目眩。可食用一些补气的中药和食物，如人参、黄芪、山药、豆类等。

② 气郁：气郁为六郁之源，多与肝脏和情绪有关，主要表现为情绪低落、腹胀、嗳气、声细无力。严重者呕吐，甚至吐血。可食用一些疏肝理气的食物和中药，如黄花菜、海带、山楂、玫瑰花、陈皮等。

③ 气滞：长期气郁或者身体虚弱、嗜吃油腻甜食、阳虚、居住环境寒冷等都会导致气滞。不同部位的气滞表现不同，滞于肝则易怒，滞于肺则多痰，滞于经络则所在部位疼痛。气滞宜行气、活血、温阳补气三管齐下。

④ 气逆：多分为肺气逆和胃气逆两种，肺气逆表现为实咳，胃气逆表现为呃逆，治疗以散火降气为主。

专家提示

虽然说气郁、气滞、气逆等都可能导致短脉，但脉有力，但在临床上，气虚型短脉还是最常见的，多脉无力，而且其他几种类型也多和气虚结合出现，所以补气的食物适合所有短脉的人。

137

洪脉 多主热证

脉象解析

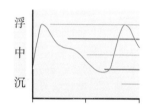

浮
中
沉

洪脉来时具有浮、
大、强的特点,
去势较缓

洪脉也称大脉,主要表现在脉搏显现的部位、形态和气势三个方面。脉体宽大,搏动部位浅表,指下有力。由于脉管内的血流量增加,且充实有力,来时具有浮、大、强的特点。脉来如波峰高大陡峻的波涛,汹涌盛满,充实有力,即所谓"来盛";脉去如落下之波涛,较来时势缓力弱,其力渐衰,即所谓"去衰"。

专家提示

在寸、关、尺部位限定的情况下,在寸、关、尺范围内,脉体宽的为洪脉,脉体窄的为细脉,脉体超过寸、尺边缘的为长脉,脉体没达到寸、尺边缘的为短脉,这几种我们可以综合在一起学习。

寸口三部脉象

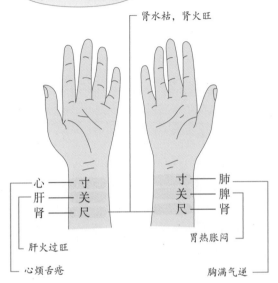

肾水枯，肾火旺

心 — 寸
肝 — 关
肾 — 尺

寸 — 肺
关 — 脾
尺 — 肾

肝火过旺

心烦舌疮

胃热胀闷

胸满气逆

主病

　　洪脉多见于外感热病的中期，此时邪热亢盛，充斥内外，且正气不衰而奋起抗邪，邪正剧烈交争，气盛血涌，脉管扩大，故脉大而充实有力，多种实火过盛都可能导致洪脉。

　　另外，炎热的夏季或者在高温环境下工作的人也容易出现洪脉，夏季脉洪者只要没有其他不适，就没有健康问题，所以说洪脉是夏季的常脉。

对应的健康问题

1 心实热：心烦舌疮

脉象： 左手寸脉洪。

可能的健康问题： 心火极旺，多因暑热或者情绪急躁而致。

延伸辨证及确诊

① 夏季轻微中暑。

② 本身就属于偏瘦的热性体质，又遇到比较心烦、着急的事情。

③ 多有大便不利、烦闷、四肢沉重、身热等症状。

专家提示

有心的读者也许会发现，洪脉与实脉对应的临床表现很相似。其实洪脉更强，除了热盛以外，还有灼热伤阴的因素，所以在祛火的同时，往往需要滋阴作为辅助手段。

虽然说洪脉是夏季的常脉，但也要掌握好"度"，如果十分明显，那很可能是中暑的前兆。

栀子茶

原料 栀子、芽茶各 30 克。

做法 将栀子和芽茶放入杯中，沸水冲泡，闷 5 分钟。

用法 代茶饮，每日 1 次，可反复冲泡。

按摩方

按揉承浆穴、劳宫穴

　　用食指指尖按压颏唇沟正中凹陷处的承浆穴 3 分钟；然后再用拇指掐掌心处劳宫穴（握拳屈指，中指尖下即为劳宫穴）3 分钟，每日 2 次。

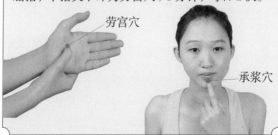

劳宫穴

承浆穴

2 胸满气逆

脉象： 右手寸脉洪。

可能的健康问题： 肺热过盛，肺失清肃，导致胸部胀满、呼吸困难。

延伸辨证及确诊

① 在秋天或者其他燥热的天气穿得过厚，或者吃得太多，导致胃热犯肺。
② 口干舌燥，咽喉痛，喜欢饮冷水。
③ 胸口胀满发闷，呼吸急促，感觉呼出来的气都是热的。
④ 大便干燥，甚至便秘。

专家提示

肺火旺盛达到洪脉的程度大多发生在秋季，一方面秋燥正盛、暑邪未去，如果加衣太早，遇到天气热的时候会导致燥邪、热邪同时犯肺。所以在秋天适当秋冻是符合养生原理的。但是需要注意，秋冻可以冻手、冻脸，但是不能冻脚。

饮食调养上以宣肺清火、滋阴润燥为原则，多吃蔬菜、水果，尤其是有清火润燥作用的梨和百合。

百合煲雪梨 🍵

原料 百合 15 克，雪梨 1 个。

做法 百合洗净，用清水浸泡一夜；将百合和浸泡水一同倒入锅内，再加适量水，小火煮 1.5 小时，再将去皮切小块的雪梨放入，加适量冰糖，再煮半小时即可。

用法 早、晚服用。

按摩方

按揉尺泽穴

尺泽穴位于肘横纹中，肱二头肌肌腱桡侧凹陷处（快速定位见第 91 页）。用食指指尖垂直按压穴位，每天 2 次，每次 2 分钟。

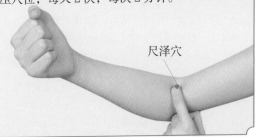

尺泽穴

3 肝火过旺

脉象： 左手关脉洪。

可能的健康问题： 肝火盛，人会变得急躁易怒，双目赤红。

延伸辨证及确诊

① 体温偏高，性情急躁，冲动易怒。
② 口中发苦、干燥，喜饮冷水。
③ 胁肋胀满。
④ 小便短赤，大便干燥。
⑤ 头晕，四肢乏力。

专家提示

　　肝病，尤其是肝火旺者多显弦脉，左手关脉洪数者，除了肝火旺盛以外，也需要考虑血热妄行。治疗的原则除了清肝火以外，也要止血凉血。

特效方

柴胡青叶粥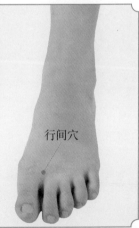

原料 柴胡、大青叶各15克，粳米30克，白糖适量。

做法 ① 将柴胡、大青叶加适量水煎煮取汁，粳米淘净。

② 锅内加水烧开，倒粳米和药汁，煮至米熟烂，加白糖调味即可。

用法 每日1~2次，不拘时温服。

按摩方

按揉行间穴

　　行间穴位于足背侧，第一、第二趾间，趾蹼缘后方赤白肉际处。用拇指按压行间穴5秒，待有酸感后，休息5秒，继续按压，共20下。

行间穴

4 胃热胀闷

脉象: 右手关脉洪。

可能的健康问题: 胃热炽盛,导致嗳气、泛酸、口臭、便秘等各种上火症状。

延伸辨证及确诊

① 能吃不胖,饭量很大,吃了不一会儿就会饿,体重增加不明显甚至降低。
② 口干舌燥,嗳气,口臭,刷牙也不能缓解。
③ 嗜吃大热的食物,如辣椒、羊肉等。
④ 糖尿病患者有时候会出现右手关脉洪。
⑤ 胃炎等胃部疾病也可能导致右手关脉洪。

• • •

专家提示

胃热达到一定程度,吃下去的食物还没有经过消化就迅速腐熟,营养不能被身体吸收,所以能吃不胖的人不一定就是好事。另外,胃热时间长了,长时间处于胃强脾弱的情形,可能会导致胃强伤脾。

饮食上以清热、解毒、润燥为原则。

大黄粥 ☕

原料 大黄3克，粳米50克。

做法 ❶将大黄洗净切片，粳米淘净备用。

❷锅内加水煮开，下粳米、大黄，至米熟烂即可。

用法 每日1剂，不拘时温服。大黄苦寒，不宜长服。

按摩方

按揉天枢穴

　　天枢穴位于脐中旁开2寸（3横指）。用食指、中指、无名指三指垂直下按并向外揉压。饭后半小时再进行按摩，同时避免用力过度。每次10分钟。

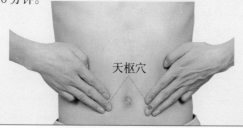

天枢穴

5 肾水枯,肾火旺

脉象: 双手尺脉洪。

可能的健康问题: 多为久病缠绵,肾水枯竭,尺脉出现洪脉是一种比较危险的信号。

延伸辨证及确诊

① 大多为久病之人,身体虚弱。
② 大便干燥、小便黄而少。

专家提示

肾不言火,肾本来是一个极少出现火证的器官,如果尺脉出现洪脉,说明肾虚火极盛,这是肾水枯竭的先兆,此时治疗上最重要的是要保持大小便的通畅。饮食上应以滋阴润燥为主。

另外,女性月经前1~2天可能会出现短暂的尺脉洪。

天冬百合粥

原料 天冬 5 克，百合 5 克，粳米 50 克。

做法 将粳米和药材淘洗干净，加适量清水熬成粥即可。

用法 每日 1 次。

按摩方

按揉肾俞穴

　　肾俞穴位于第二腰椎棘突下旁开 1.5 寸（快速定位见第 133 页）。双手掐腰拇指在后，用拇指同时按揉两侧肾俞穴，每日 2 次，每次按揉 3~5 分钟。

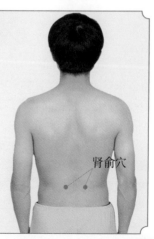

肾俞穴

细 脉 多主虚弱证

脉象解析

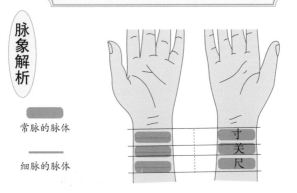

常脉的脉体

细脉的脉体

寸
关
尺

　　细脉的脉象特点是脉道狭小, 指下寻之往来如线, 但按之不绝, 应指起落明显。细脉与洪脉正相反, 以小于正常脉体为构成条件, 除此之外, 不含其他因素。

　　细脉是纲领脉之一, 它既是具有独立意义的单因素脉象, 又可作为其他脉象的构成条件, 比如濡脉、微脉等, 都含脉"细"的条件。细脉还可与其他脉象构成相兼脉, 比如细数、弦细、浮细、沉细等。

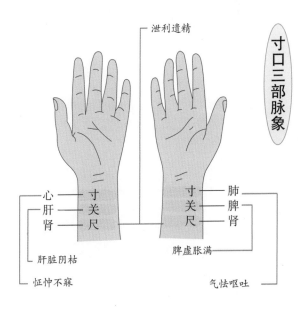

泄利遗精

寸口三部脉象

心 ——寸
肝 ——关
肾 ——尺

寸—— 肺
关—— 脾
尺—— 肾

肝脏阴枯

怔忡不寐

脾虚胀满

气怯呕吐

主病

　　细脉的形成多源于气血不足，气不足则无力推动血行，致脉管的充盈度不足，故脉来细小且无力。血不足则更不能充盈血管，脉体变细。另外，阴虚、内湿也可能造成细脉。

对应的健康问题

1 心血虚：怔忡不寐

脉象：左手寸脉细。

可能的健康问题：血虚则血液不能充盈脉管，呈现为细脉，多与心气虚兼见。

延伸辨证及确诊

① 常见于各种失血，如外伤、手术、月经期等。

② 一些血液疾病，比如缺铁性贫血、白细胞减少、血小板减少等都可导致脉细。

③ 肝脏造血功能不全可导致脉细。

④ 唇色暗淡，手足发凉。

⑤ 睡眠质量变差，心悸，心烦，易惊，失眠，健忘。

❖❖❖

专家提示

细脉多见于久病虚弱者，适合慢慢调养，不宜大补或者重药，治疗原则以补血补气、镇静养心为主。

大枣龙眼茶 ☕

原料 大枣 15 克，龙眼 10 克。

做法 将大枣洗净去核，龙眼去皮，一同放入杯中，开水冲泡。

用法 代茶饮，每日 1 次，可反复冲泡。

按摩方

按揉三阴交穴

用手从后面握住脚踝，拇指指腹按揉内踝尖直上 4 横指的三阴交穴 5 分钟，每天 3~5 次。

三阴交穴

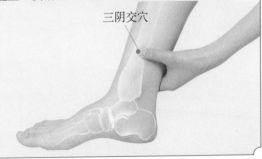

2 肺气虚：气怯呕吐

脉象： 右手寸脉细弱。

可能的健康问题： 稍微一运动就会喘息不止，说话声音小，抵抗力差，容易得各种外感疾病。

延伸辨证及确诊

① 平时说话声音不大，给人感觉"中气不足"。
② 稍微运动就气喘不止，而且喘息得很浅。
③ 非常容易感冒，每次流感都"逃不开"。
④ 害怕吹风，晚上睡觉容易盗汗。
⑤ 面色苍白。

专家提示

肺虚主要表现为气虚，治疗原则上是以补肺气为主，可吃一些补气的食物，如黄芪、人参、母鸡等。肺气虚往往伴见肾阳虚，所以适当吃一些补阳的食物有利于推动气血运行。

特效方

党参粥

原料 党参 15 克，粳米 100 克。

做法 ① 将党参洗净切片，粳米淘净。

② 锅内加水烧开，下党参片、粳米，煮至米熟烂即可。

用法 温服，每日 1 次。

按摩方

按揉肺俞穴

　　肺俞穴位于第三胸椎棘突下旁开 1.5 寸（快速定穴见第 63 页），左右各一。用力按揉 5 分钟，每日 2 次。

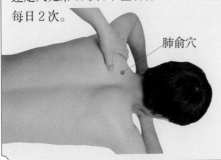

肺俞穴

3 肝血虚、阴虚：肝脏阴枯

脉象：左手关脉细。

可能的健康问题：肝阴虚不足以养血，导致血虚，进一步导致其他脏腑阴虚和血虚。

延伸辨证及确诊

① 面色苍白。
② 耳鸣、耳聋。
③ 五心烦热，潮热盗汗。
④ 女性会出现月经减少甚至闭经的现象。

专家提示

　　肝阴虚和血虚是共生的，因为肝生血，而血属阴，阴血不足，自然就会影响到肝的造血功能，形成血虚，血虚则血管不充，血液运行缓慢，形成阻滞，妨碍阴精的生成，阴精不足，则无以化血，导致恶性循环。治疗原则当以滋阴为主，补血辅之。

杞菊茶

原料 菊花3克，枸杞子3克，绿茶2克。

做法 将菊花、枸杞子、绿茶放入杯中，沸水冲泡。

用法 代茶饮，每日1剂，不拘时候，可反复冲泡。

按摩方

按三阴交穴

　　用手握住脚踝，拇指在内踝尖直上4横指的三阴交穴用力按压3分钟，每天2次。

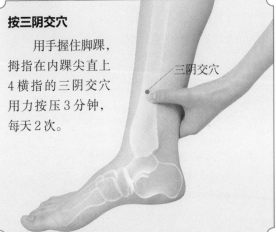

三阴交穴

4 脾胃气血两虚：脾虚胀满

脉象： 右手关脉细。

可能的健康问题： 脾胃消化功能减弱，饭量减少，吃很少就可能觉得腹胀，一般不会腹痛。

延伸辨证及确诊

① 饭量减少，容易饱，食则腹胀。
② 吃生冷、油腻的食物不消化，容易出现腹痛。
③ 一般晚上腹胀会更严重一些，早上及上午减轻。
④ 全身乏力，没有精神。
⑤ 大便不顺畅，但一般不会干燥。

专家提示

治疗以健脾养胃、温补为主，尽量少吃寒凉、油腻的食物，腹胀期间饮食要清淡，如果比较严重则应断食1~2顿，如情况好转可吃大枣小米粥等。

厚朴洋参汤

原料 厚朴5克，西洋参3克。

做法 将上两味药粗碎，加清水适量煎煮数沸，滤渣备用。

用法 每日1~2剂，饭前温服。

按摩方

按揉中脘穴

中脘穴位于腹部前正中线脐上4寸，用食指指腹按揉该穴3分钟，每日2次。

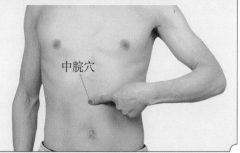

中脘穴

5 肾脏气阴虚：泄利遗精

脉象： 双手尺脉细。

可能的健康问题： 尺脉细最主要的问题就是气阴两虚，主要表现为腰背酸软、神疲乏力等。

延伸辨证及确诊

① 腰背酸软，热敷或者按揉后能缓解。
② 气短懒言，咽干口燥，午后发热，双腿发酸无力。
③ 男性可能会表现为遗精、早泄。
④ 女性可能会表现为月经减少、经期延长等。

专家提示

尺脉细，最重要的原因是气血不足，补肾填精是最主要的补养方式，可以多吃一些黑色的食物，如黑豆、海参等。另外，如果表现为虚火症状，则可以搭配一点降火的食物，如青菜等，但是不宜吃苦寒的食物，如苦瓜等，做菜也不宜多放盐。

女贞子粥

原料 女贞子 15 克，粳米 100 克，白糖适量。

做法 将粳米淘净。锅中加水烧开，下粳米、女贞子煮粥，至米熟烂，加白糖调味即可。

用法 每日 1 剂，不拘时候热服。

按摩方

按揉肾俞穴

肾俞穴位于腰部第2腰椎棘突下，旁开1.5寸处（快速定位见第 133 页），用双手拇指按揉此穴 50 下，以感觉胀痛为度，每日 2 次。

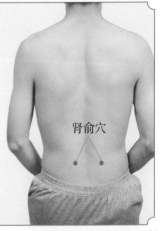

肾俞穴

微脉 气血阴阳俱虚

"微脉，极细而软，按之欲绝，若有若无。"

——西晋·王叔和·《脉经》

脉象解析

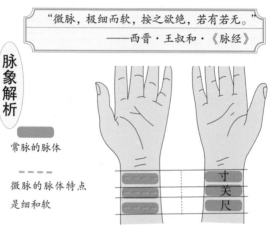

常脉的脉体

微脉的脉体特点
是细和软

微脉是具有复合因素的脉象，包括两方面的构成条件，一是脉体"极细"，二是脉体"软"。凡脉体"极细"而"软"者即是微脉，除此之外，不含其他因素。

专家提示

微脉与细脉是比较相似的两种脉型，我们可以放在一起学习，只要比常脉窄的都属于细脉的范畴，细脉感知得比较清楚。而微脉则极窄，甚至如线细，而且软弱无力，若有若无。

对应的健康问题

前文已介绍，微脉具有脉细、跳动软弱的特点，这说明病人处于气血阴阳俱虚的状态，阳不足以生气，阴不足以养血，气不足以鼓脉，血不足以充脉。

一般微脉的出现有两种情况。

久病脉微

病人患重病很长时间，机体各种功能都严重受损，甚至已经接近生命尽头，属于危重病人，很难保住性命。

新病脉微

一般是病人得了严重的急症，阳气迅速衰竭导致脉微，比如大量失血导致的心肾衰竭，以及其他一些发病凶猛、周期短的急症。这种情况，只要抢救及时，还是可以挽救病人生命的。

专家提示

正常人一般都不可能出现微脉，我们在初学的时候手感不灵敏，如果再加上被诊者比较胖，脉搏本身就比常人沉一点，有时候会误以为是微脉，最后往往虚惊一场。

弦脉 多主各种肝病

脉象解析

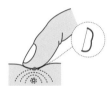

弦脉手感就像按
在了弓弦上

弦脉，顾名思义，就是好像按在了弦上一样，轻轻按的时候，有点像琴弦，稍微用力，就像按在紧绷的弓弦上，有时候比较明显的病理性弦脉用力按甚至有按在刀刃上的感觉。所以弦脉的特点就是脉形端直而细长、脉势较强、脉道较硬，诊脉时有挺然指下、直起直落的感觉，中医将其形容为"从中直过""挺然于指下"。

专家提示

弦脉的适用范围很广，主要与弦的程度有关。春季很多人的脉象都稍微带一点弦，肝气旺的人，脉象也会偏弦，所以平时如果弦脉不是很明显，又没有其他不适症状，可以认为是常脉。

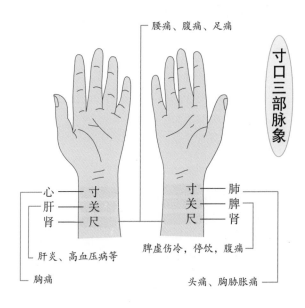

腰痛、腹痛、足痛

寸口三部脉象

心 —— 寸
肝 —— 关
肾 —— 尺

寸 —— 肺
关 —— 脾
尺 —— 肾

肝炎、高血压病等

胸痛

脾虚伤冷，停饮，腹痛

头痛、胸胁胀痛

主病

　　大多数弦脉与肝病有关，因为肝主筋，脉道的柔软、弦硬与筋之弛缓、强劲之性相同；肝病多郁滞，肝气失于条达则脉多弦劲，故称弦脉"在脏应肝"，多主肝胆病变。对应各脏腑时，弦脉多与各种疼痛相关。

对应的健康问题

1 胸痛

脉象: 左手寸脉弦。

可能的健康问题: 肝气郁结引起的胸痛,感觉胸中胀满,呼吸时都会感觉痛。

延伸辨证及确诊

① 性格内向,经常生闷气。
② 曾经遇到不顺心的事情,尤其是令人愤怒的事情。
③ 面色发黄,眼睛发红。

专家提示

弦脉多为气滞证,上逆之气上冲心、肺,可出现心悸、胸闷、气短、胸痛等症,且气郁之久易化火,火性上炎,也可出现上述症状,治疗以疏肝理气为主。

特效方

玫瑰合欢茶

原料 玫瑰花 2 克,合欢花 2 克。

做法 将玫瑰花和合欢花放入杯中,沸水冲泡。

用法 代茶饮,每日 2~4 次。

按摩方

按揉太冲穴

　　太冲穴位于足背侧,第一、第二跖骨结合部前的凹陷处(快速定位见第 43 页)。用拇指指腹按压该穴位 5~8 分钟,按压力度可适度加大,以感到酸胀痛最佳。

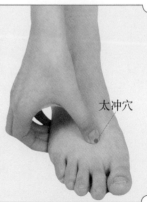

太冲穴

2 肺气郁结导致头痛、胸胁胀痛

脉象： 右手寸脉弦。

可能的健康问题： 肺气不能肃降全身，郁结不散，导致头痛、胸胁胀痛等。

延伸辨证及确诊

① 胸胁胀痛，会有咳唾引痛，咳嗽的时候更痛。
② 抵抗力变差，容易感染各种外感疾病。
③ 肺气肿、气胸、哮喘等都可能导致寸脉弦。

专家提示

肺位于五脏的上方，所以以气为主，肺气的作用就是使身体的气向上走，到达肺以后，通过肺的肃降作用，将气重新输布到全身，形成保护层，保护身体不受外邪的伤害。如果肺的清肃作用出了问题，肺气就会郁结于肺，造成胸胁痛，或者继续上行，郁结于头导致头痛。同时，体表也失去了保护，人就容易生病。

家庭调养应以清肺、润燥为主，多吃一些润燥的食物和有助于肺气清肃的食物。

甘蔗百合豆浆

原料 甘蔗 200 克, 鲜百合 50 克, 豆浆 500 毫升。

做法 ① 将甘蔗去皮切块, 和百合一起用榨汁机榨成汁。

② 滤掉残渣, 加入豆浆中调匀即可。

用法 温服, 每日 2~4 次。

按揉膻中穴

以食指指肚用力揉按两乳头连线中点的膻中穴, 每次 3~5 分钟, 每日 2 次。

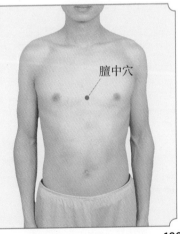

膻中穴

3 **各种肝病**

脉象： 左手关脉弦。

可能的健康问题： 各种与肝相关的疾病都可能导致弦脉。

延伸辨证及确诊

① 弦脉兼数脉多为肝火过旺。

② 弦脉兼滑脉多为中风、肝病。

③ 弦脉兼迟脉为肝寒。

④ 弦脉兼涩脉可能是肝瘀血。

⑤ 高血压、动脉硬化等也会导致弦脉。

• • •

专家提示

　　弦脉是肝病的主要表现形式之一，所以要根据其他的情况详细辨别是哪种肝病，然后对症食疗药补。另外，疼痛也会导致脉弦，在诊断的时候要考虑到疼痛因素。

补肝茶

原料 枸杞子5克，绿茶3克。

做法 将枸杞子和绿茶放入杯中，沸水冲泡。

用法 代茶饮，每日2~3杯。

按摩方

按揉期门穴

期门穴位于乳头直下第6肋间隙，前正中线旁开4寸（快速定位：仰卧，自乳头垂直向下推2个肋间隙处）。用食指按揉两侧期门穴各3~5分钟。

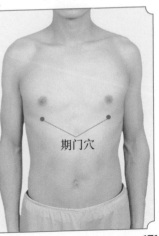

期门穴

4 脾虚伤冷，停饮，腹痛

脉象： 右手关脉弦。

可能的健康问题： 脾虚，又多食生冷，可导致小腹疼痛难忍。

延伸辨证及确诊

① 脾虚是本病的前提，大多表现为小腹凸出、呕吐、泄泻、全身无力等。

② 冷饮吃得过多，或者吃了一些生冷的食物，症状加重。

③ 腹部疼痛难忍，严重时上吐下泻，遇热缓解。

专家提示

脾虚伤冷，脾虚是前提，伤冷是诱因，所以在治疗的时候，要先祛除凝滞在脾胃的寒气，需要吃一些热性的食物或中药。症状缓解后再健脾养胃。

生姜蛋汤

原料 生姜 20 克，鸡蛋 1 个，蜂蜜适量。

做法 ❶将生姜去皮切片，鸡蛋打匀。

❷锅中加水与生姜，烧开，冲入鸡蛋，出锅加蜂蜜调味即可。

用法 温热服用。每日 1~2 次。

按摩方

按揉神阙穴

神阙穴就是肚脐眼，用拇指指腹或者手掌根按揉 3~5 分钟，每日 2 次。隔盐灸效果更好。

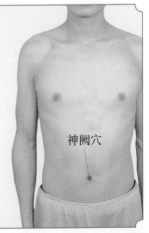

神阙穴

5 腰痛、腹痛、足痛

脉象： 双手尺脉弦。

可能的健康问题： 下焦或者下肢的任何疼痛都会导致尺脉弦。

延伸辨证及确诊

① 各种外伤，如腰扭伤、腿脚摔伤、割伤等。
② 各种剧烈的腹痛。
③ 女性痛经。

● ● ●

专家提示

　　上文我们说过，弦脉除了反映各种肝病以外，剧烈的疼痛也会导致脉弦，除了左手关脉以外，其他几部细弦脉脉象可能的健康问题几乎都与疼痛有关，所以下焦和腿部的疼痛可造成尺脉弦。

镇痛活血汤 ☕

原料 红花 2 克，云南白药 5 克。

做法 将红花和云南白药加少许水，调匀备用。

用法 抹在患处，用纱布固定好即可。仅限于摔伤或者扭伤造成的红肿。

 按摩方

按揉足三里穴

足三里穴位于外膝眼下 4 横指，胫骨外缘 1 横指。用食指指腹按揉足三里穴，每日 2 次，每次 3 分钟。多用于腹痛。

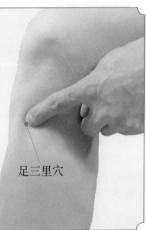

足三里穴

紧脉 多主各种寒证引起的疼痛

> "紧脉，数如切绳状。"
> ——西晋·王叔和·《脉经》

脉象解析

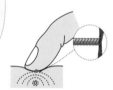

紧脉的感觉就好像按到一根紧绷的又在拧的绳子

紧脉是与弦脉相似的一种脉象，紧脉的紧张度、力度均比弦脉高，其指感比弦脉更加绷急有力，且有旋转绞动或左右弹指的感觉，但脉体较弦脉柔软。

分辨紧脉和弦脉的一个标志就是弦脉是直上直下的，而紧脉是左右弹动的。

专家提示

由于紧脉是脉体"紧张"或"拘急"的表现，所以，只要一出现紧脉就是病脉，并且多主寒、主痛。若脉浮而紧，多为外感风寒之表证。若脉沉而紧，多为里寒证。一些剧痛之症，导致脉体紧张或拘急，也可见紧脉。

对应的健康问题

伤寒表证

大多数情况下就是我们说的伤寒感冒，一般是由于外感风寒引起的，治疗以辛温解表为主，常用的中药有麻黄、荆芥、防风、紫苏叶等，常用的食物有生姜、葱白等。日常饮食要清淡，多喝热水，注意保暖防风。

里寒证

里寒证指伤寒阴证，又指慢性病的脏腑内寒证，症见脘腹冷痛、呕吐清水、大便溏泄、小便清长、畏寒肢冷、面色苍白、舌淡苔白润。治疗上以温经散寒为主，可应用一些热性的食物和中药调养，比如生姜、韭菜、肉桂、羊肉等。

剧痛导致脉紧拘急

这种情况，一般对症治疗，疼痛缓解脉象即可恢复正常。不管是外伤疼痛还是内科疼痛，剧烈的疼痛会严重伤害相关器官，在辨清疼痛原因后，应以镇痛为先。

芤脉 主血液或津液大量散失

> "芤脉，浮大而软，按之中央空，两边实。"
> ——西晋·王叔和·《脉经》

脉象解析

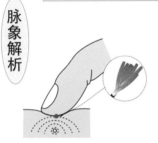

芤脉应指就好
像按在葱管上
一样

芤脉是具有复合因素的脉象，其脉形比较复杂。它综合了"浮、大、软、中央空、两边实"等多种构成条件，以"中央空、软，两边实"为基本特征。

专家提示

芤脉产生的原因主要是大量失血失津后血管不充实造成的。

芤脉在现实脉诊当中并不常见，是一种过渡脉，如外伤大量失血的当天甚至只在当时1小时，脉象会显示为芤脉，一旦输血输液，芤脉脉象就会消失。女性崩漏失血最严重的时候会表现为芤脉，缓解以后就消失了。我们在诊脉的时候要注意到这一点。

对应的健康问题

1 外伤失血

外伤如果失血过多，除了用一些有补血效果的中药和食物以外，输血是见效最快的一种方式。

特效方

当归补血汤 ☕

原料 黄芪 30 克，当归 6 克。

做法 将上两味药粗碎，加清水适量煎煮，滤渣留汁备用。

用法 每日 1 剂，不拘时候温服。

按摩方

按揉足三里穴

足三里穴位于外膝眼下 4 横指，胫骨外缘 1 横指。用食指指腹按揉足三里穴，每日 2 次，每次 3 分钟。

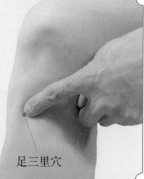

足三里穴

和脏腑出血一样，女性月经失血过多，也宜在
月经停止后再补血，经期慎用补血之品。如果经期
过长，则应到医院治疗。

特效方

白芍饮 ☕

原料 白芍、白术、附子各3克，生姜2克，茯
苓4克。

做法 将上药加清水适量，煎煮数沸，滤渣备用。

用法 每日1剂，不拘时温服。

按摩方

按揉血海穴

血海穴位于大腿内侧，
髌底内侧端上2寸，当股四
头肌内侧头的隆起处（快速
定位：屈膝90°，手掌伏
于膝盖上，拇指与其余四指
呈45°，拇指指尖处即是）。
用拇指指腹按压血海穴，每
日3次，每次3分钟。

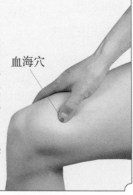

血海穴

3 脏腑病变出血

脏腑病变出血应就医治疗，待出血停止以后，才可以食疗补血。

四物汤

原料 熟地黄4克，当归、白芍各3克，川芎2克。

做法 将上述药材加水煎煮，滤渣留汁备用。

用法 每日1剂，不拘时温服。

按揉足三里穴

足三里穴位于外膝眼下4横指，胫骨外缘1横指。用食指指腹按揉足三里穴，每日2次，每次3分钟。

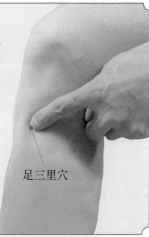

足三里穴

革脉 多主寒证、虚证

脉象解析

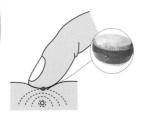

革脉，就好像按
在鼓皮上一样

　　革脉是一种综合类脉象，作为初学者很难判定，兼具"沉、伏、实、大、长、弦"的特点。传统医家给出了比较简单的判定方式："按如鼓皮"，就是说，按在上面就好像按在牛皮做的鼓上面一样，我们可以慢慢体会。

专家提示

　　革脉主病有二：一是素体虚弱，又新感寒邪，寒邪束表；二是亡血失精。若新病见此脉，多是寒邪犯表，病虽重而邪易解；若久病见此脉，多是孤阳外越，为病重危候。

对应的健康问题

1 女性崩漏

出现女性崩漏，应及时就医，查明原因，对症治疗。

特效方

川芎酒 ☕

原料 川芎30克，黄酒500毫升。

做法 将黄酒入锅烧开，加入川芎，转小火至酒剩2/3左右。

用法 每日2次，每次50毫升，每次服前用热水温一下。多用于血瘀、气滞、血热所致崩漏。

按摩方

按揉中极穴

中极穴位于前正中线，脐下4寸。用拇指指腹按揉中极穴3分钟，每日2次。

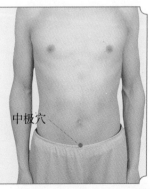

中极穴

2 男性梦遗

特效方

双子粥 ☕

原料 韭菜子 3 克，菟丝子 3 克，粳米 50 克。

做法 将材料分别淘洗干净，混合在一起熬成粥即可。

用法 一日三餐随时食用。

枸杞羊肉粥 ☕

原料 羊肉 30 克，枸杞子 5 克，粳米 50 克。

做法 将羊肉洗净后切丁，加冷水缓缓加热至烧开，加入粳米、枸杞子熬成粥即可。

用法 一日三餐随时食用。

锁阳粥 ☕

原料 锁阳 15 克，粳米 50 克。

做法 粳米淘净，锁阳洗净备用。锅内加水烧开，下粳米和锁阳煮粥，至米熟烂即可。

用法 每日 1 剂，不拘时候。

按揉中封穴

中封穴位于足背侧、内踝前，胫骨前肌腱的内侧凹陷处。用同侧手握住足踝，用拇指指端按压，并做环状按揉。每日2次，每次3分钟。

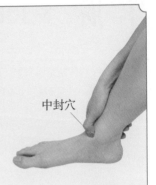

中封穴

按揉曲骨穴

曲骨穴位于下腹部耻骨联合上缘中点处。用拇指指腹按压，每日2次，每次3~5分钟。

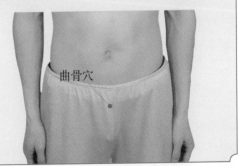

曲骨穴

牢脉 多主里证实寒

"牢脉，似沉似伏，实大而长，微弦。"

——西晋·王叔和·《脉经》

脉象解析

平脉诊脉
力度

牢脉沉取才能感
觉到，而且坚固
牢实

"牢"者，深居于内，坚固牢实之义。牢脉的脉
象特点是脉位沉长，脉势实大而弦。牢脉轻取、中取
均不应，沉取始得，但搏动有力，势大形长，为沉、弦、
大、实、长五种脉象的复合脉。

专家提示

牢脉虽然是一种比较复杂的复合脉，但是特征明
显，还是比较容易辨别的。绝大多数情况下牢脉属于
实寒证的表现，不会出现严重的健康问题，但如果是
虚证出现牢脉，如大量失血、久病体虚等病人，则提
示病情危重，应及时抢救。

对应的健康问题

1 阴寒积聚所致痞块

特效方

内金香附粥 ☕

原料 鸡内金3克,香附3克,红花1克,粳米55克。

做法 将粳米淘净,药材洗净备用。锅内加水烧开,下粳米及药材,煮至米熟烂即可。

用法 每日1剂,不拘时温服。

按摩方

按揉太冲穴

太冲穴位于足背侧,第一、第二跖骨结合部前的凹陷处(快速定位见第43页)。用拇指指腹按压该穴位5~8分钟,按压力度可适度加大,以感到酸胀痛最佳。

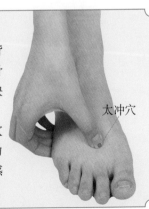

太冲穴

疝气

特效方

丝瓜瓤汤 ☕

原料 老丝瓜瓤一根。

做法 将丝瓜瓤剪碎，用热水煎半小时，去渣饮汤。

用法 温服，每日1次。

黄芪升麻汤 ☕

原料 黄芪15克，当归12克，升麻、柴胡各6克。

做法 将上药粗碎，加清水适量，煎煮数沸，滤渣留汁备用。

用法 每日1剂，不拘时温服。

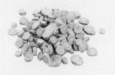

按揉气海穴

气海穴位于人体前正中线，脐下2横指。用食指、中指并拢按揉穴位，每日3次，每次3分钟，以感到发热为度。

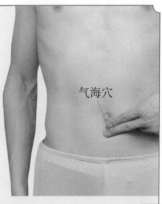

气海穴

按揉足三里穴

足三里穴位于外膝眼下4横指，胫骨外缘1横指。用食指指腹按揉足三里穴，每日2次，每次3分钟。

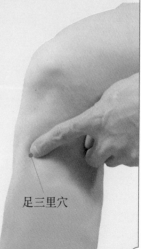

足三里穴

濡脉 多主气血亏虚

> "濡脉,极软而浮细。"
>
> ——西晋·王叔和·《脉经》

脉象解析

濡脉是具有复合因素的脉象,包括三方面的表现:一是脉形"细",二是脉体"软",三是脉位"浮"。综合了这三种脉象的特点就是濡脉。

濡脉多主虚证,若湿邪阻压脉道,亦可见濡脉。

专家提示

微脉、濡脉、弱脉三种脉象是比较相似的,我们可以放在一起来学习研究。

微脉:脉形细,脉体软。

濡脉:脉形细,脉体软,脉位浮。

弱脉:脉形细,脉体软,脉位沉。

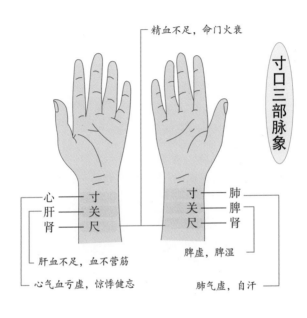

精血不足，命门火衰

寸口三部脉象

心 —— 寸　　　　　寸 —— 肺
肝 —— 关　　　　　关 —— 脾
肾 —— 尺　　　　　尺 —— 肾

脾虚，脾湿

肝血不足，血不营筋

肺气虚，自汗

心气血亏虚，惊悸健忘

主病

　　当人体患有胃肠型感冒（不想吃饭、恶心、呕吐、腹泻等）、急性胃肠炎时，体液减少，气血不足，就可出现濡脉的特征。

191

对应的健康问题

1 心气血亏虚，惊悸健忘

脉象： 左手寸脉濡。

可能的健康问题： 心气血亏虚，心神失养，导致心悸、健忘。

延伸辨证及确诊

① 心慌，容易受到惊吓。
② 心烦，遇到小事情容易控制不住情绪。
③ 口干舌燥。
④ 晚上睡觉不安稳，睡眠浅，容易盗汗。

专家提示

　　左手寸脉濡，多为心阴虚有热，与心火亢盛是有区别的，共同点是容易心悸、心烦易怒；不同的是，心火亢盛则容易发生口腔溃疡、小便发黄，而心阴虚则没有这些症状。

特效方

枸杞人参茶

原料 枸杞子 5 克，人参 5 克。

做法 将人参粗碎，与枸杞子一起放入杯中，用热水冲泡 5 分钟即可。

用法 每日 1~2 次，代茶热饮，可反复冲泡。

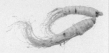

按摩方

按揉三阴交穴

三阴交穴位于足内踝尖直上 4 横指。按揉两侧三阴交穴各 10 分钟，每日 2 次。同时，也可以按揉松弛的肌肉，促进气血运行。

三阴交穴

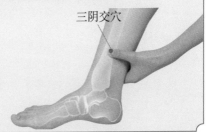

2 肺气虚，自汗，体倦怠，憎寒发热

脉象： 右手寸脉濡。

可能的健康问题： 肺气虚，遇寒怕冷，发热自汗。

延伸辨证及确诊

① 体温偏高，容易发低热。
② 容易出虚汗，怕冷风吹。
③ 抵抗力差，容易患感冒和其他外感疾病。
④ 可能会伴有鼻窦炎等鼻腔疾病。

专家提示

　　濡脉和弱脉都是气血亏虚的表现，在日常饮食上都应滋阴润肺，在饮食调养中的区别不大。

双耳百合汤

原料 银耳5克，黑木耳5克，百合5克。

做法 ❶ 将三种材料分别用水泡发15分钟左右。

❷ 将所有材料放入锅中，加清水适量烧开，转小火炖10分钟即可。

用法 每日1~2次，代茶热饮，可反复冲泡。

按摩方

按揉中府穴

中府穴在锁骨外缘三角窝中心下1寸。用食指和中指按揉对侧的中府穴，每侧5分钟，每日2次。

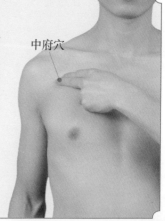

中府穴

3 肝血不足，血不营筋

脉象： 左手关脉濡。

可能的健康问题： 肝血不足导致筋脉得不到濡养，时间长了筋脉的弹性和活性变差，关节不灵活。

延伸辨证及确诊

① 关节拘急，伸展不利，没有明显的疼痛感。
② 两眼昏花，原来就有老花眼的老年人视力下降严重。
③ 面色苍白，没有神采。
④ 时间长了会出现耳鸣、耳聋等耳部问题。
⑤ 手指甲、趾甲发干、发灰。

专家提示

中医学的肝血不足并不单纯指贫血，所以，除了吃一些补铁的食物以外，最重要的还应吃一些具有补血功能的食物，最常见的有鸡肝、鸭血、猪血等。

平时要经常按摩手脚的肌肉、肌腱部位或者做一些针对性的锻炼，促进气血运行，使筋肉得到濡养。

特效方

鸡肝鸭血粥 ☕

原料 鸡肝、鸭血、粳米各 50 克，生姜 20 克，盐、生抽各适量。

做法 ❶ 将鸡肝、鸭血用盐和生抽略腌制 10~15 分钟，下锅煮熟，切成片；生姜切片备用。

❷ 将粳米淘洗干净，所有材料放在一起熬成粥，出锅前加少许生抽调色即可。

用法 每周食用 2~4 次。

按摩方

按揉三阴交穴

三阴交穴位于足内踝尖直上 4 横指。按揉两侧三阴交穴各 10 分钟，每日 2 次。同时，也可以按揉松弛的肌肉，促进气血运行。

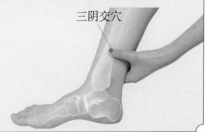

三阴交穴

4 脾虚，脾湿

脉象： 右手关脉濡。

可能的健康问题： 脾气虚，导致运化功能变差，全身倦怠无力，有可能胖也有可能偏瘦。

延伸辨证及确诊

① 腹胀，饭量减少，吃一点东西就饱了。
② 精神疲劳，全身乏力，尤其是四肢，下班回家坐在沙发上就不想动了。
③ 或形体消瘦，或胖而无力。
④ 男性容易有"啤酒肚"。

专家提示

脾虚是现代人，尤其是城市人常见的一种健康问题，与饮食过度、作息不规律等生活习惯相关。所以除了吃一些健脾养胃的食物以外，改善饮食习惯和加强体育锻炼是十分必要的。下班以后不要赖在沙发上看电视，饭后注意适度运动。

特效方

太子参白扁豆粥

原料 太子参 5 克，白扁豆 10 克，粳米 50 克。

做法 ① 将白扁豆用水浸泡 3 小时以上。

② 将粳米淘净，加清水适量煮开，下太子参、白扁豆共同煎煮至米熟烂即可。

用法 每日 1 剂，不拘时热服。

按摩方

按揉上脘穴、中脘穴

上脘穴位于肚脐直上 5 寸，中脘穴位于肚脐直上 4 寸，可用手掌直接覆盖住两个穴位一起按揉。

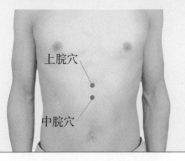

上脘穴

中脘穴

5 **精血不足，命门火衰**

脉象：双手尺脉濡。

可能的健康问题：肾阴阳两虚比较严重，到了衰竭的地步，主要表现为肾阳虚的症状，出现小便清、腰背发冷等。

延伸辨证及确诊

① 精神委顿，什么事情都提不起劲。
② 腰背发酸，四肢发冷。
③ 小便清长。
④ 男性可能出现阳痿、滑精等问题。
⑤ 年老肾衰或者房事过度是需要重点考虑的原因。

专家提示

肾阴和肾阳是分不开的，一般来说，肾的问题都与虚有关，大多数是阴阳两虚，阴虚得厉害一些就表现为阴虚火旺，而阳竭得厉害一些则表现为命门火衰。

所以不管哪种情况，可吃一些性质温和的补阴或补阳的食物，阴阳双补是补肾饮食的关键。

首乌枸杞大枣茶 ☕

原料 制何首乌、枸杞子各 5 克，大枣 3 颗。

做法 ❶ 将所有材料放在砂锅里，加水煎煮 20 分钟。

❷ 去掉何首乌，饮药汁，吃枸杞子和大枣。

用法 代茶饮用。每日 1 剂，连服 1 周。

按摩方

按揉命门穴

　　命门穴位于第 2 腰椎下（快速定穴：肚脐水平线与后正中线交点，按压有凹陷处），可将自己的手伸到背后用中指用力按揉，也可以请家人帮忙按揉，每次 3~5 分钟，每日 2 次。家人按揉时注意不要太用力。

命门穴

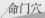

弱脉 多主气血阴阳俱不足

脉象解析

弱脉是具有复合因素的脉象，包括三个方面的条件：一是脉形"细"，二是脉体"软"，三是脉位"沉"。在诊脉的时候要精确把握这个"弱"的意义，即使用力仔细寻找，还是感觉脉搏好像就要从手指底下消失了一样。

专家提示

弱脉是非常典型的复合脉，复合脉在学习诊脉的过程中是一个难点，需要反复摸索、体会，而弱脉"细""软""沉"的特点都是比较好掌握的，所以学习复合脉可以先从弱脉入手。

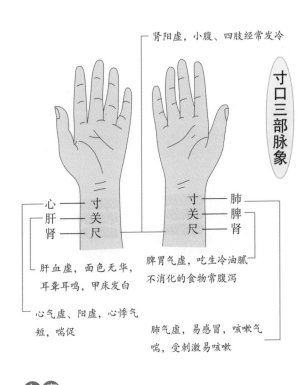

肾阳虚，小腹、四肢经常发冷

寸口三部脉象

心 — 寸
肝 — 关
肾 — 尺

寸 — 肺
关 — 脾
尺 — 肾

肝血虚，面色无华，耳聋耳鸣，甲床发白

脾胃气虚，吃生冷油腻不消化的食物常腹泻

心气虚、阳虚，心悸气短，喘促

肺气虚，易感冒，咳嗽气喘，受刺激易咳嗽

主病

　　出现弱脉的原因是气血阴阳俱不足。阴血不足，不能充盈脉道，阳衰气少，无力鼓动，无力推动血行，故脉来沉而细软，即弱脉。

对应的健康问题

1 心气虚阳虚，心悸气短，喘促

脉象：左手寸脉弱。

可能的健康问题：心阳不足或者心气不足，导致手足发汗、心悸气短等症状。

> **延伸辨证及确诊**
>
> ①心慌、气短、乏力，稍微一运动更严重，伴随喘促。
> ②四肢发冷，畏寒，在冬季尤为明显。
> ③晚上盖被子薄了冷，厚了大汗淋漓、喘不上气。
> ④严重的可能会出现昏厥。

专家提示

心气虚与心阳虚是分不开的，心气虚是开始病情比较轻的阶段，如果时间长了，就可能会发展成为心阳虚。可以吃一些温阳补气的食物，如果出现昏厥等症状，则需要到医院进行系统检查和治疗。

特效方

银耳龙眼大枣汤 ☕

原料 银耳（干）10克，龙眼肉5粒，大枣3颗。

做法 ❶ 将银耳和大枣用水泡发。

❷ 将所有材料加水熬煮10分钟即可，可加冰糖或者蜂蜜调味。

用法 每日2剂，不拘时热服。

按摩方

按揉极泉穴

极泉穴位于人体腋窝正中央，用食指点按，两侧各点按50下，每日2次，可以起到宽胸理气、补心气的作用。

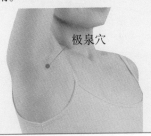

极泉穴

2 肺气虚，易感冒，咳嗽气喘，受刺激易咳嗽

脉象： 右手寸脉弱。

可能的健康问题： 肺气虚，导致频喘，机体抵抗力差。

延伸辨证及确诊

① 平时感觉疲乏，稍微运动就气喘频频，气短。

② 抵抗力下降，容易感冒，尤其是受风寒时。

③ 秋冬季节皮肤易干燥。

④ 背寒怕冷，小便不利。

专家提示

肺气虚者适宜用食物温补，多食用鸡蛋、鸡肉、粳米等有补气效果、性质温和的食物，如果伴随其他外感疾病，还可以配合具体症状来食补。

加强体育锻炼是补肺气的最好办法，每天坚持在户外做 1~2 小时的有氧运动。

大枣鸡蛋粥 ☕

原料 大枣 2 颗，鸡蛋 1 个，粳米 50 克。

做法 ① 将鸡蛋煮熟，切小块。

② 将粳米淘净，加清水适量煮开，下大枣同煮，待米熟烂，撒上鸡蛋块即可。

用法 每日早上 1 剂，温服。

按摩方

按揉肺俞穴

肺俞穴位于背部第 3 胸椎棘突下旁开 1.5 寸（快速定位见第 63 页），可由家人帮助每天按揉 5~10 分钟。

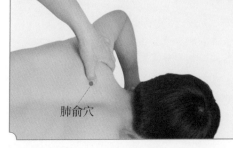

肺俞穴

3 肝血虚，面色无华，耳聋耳鸣，甲床发白

脉象： 左手关脉弱。

可能的健康问题： 肝不藏血，导致气血两虚、爪甲不荣等症状。

> **延伸辨证及确诊**
>
> ① 指甲和趾甲发干，出现纵向条纹，颜色发白。
> ② 头发干枯，没有色泽。
> ③ 眼睛发干，时间长了会出现视物模糊。
> ④ 面色无华，人看上去"灰扑扑"的。
> ⑤ 如果时间较长，会出现四肢无力、肌肉松弛、关节拘急的症状。

专家提示

肝不仅藏血，还造血，肝血虚则血液不足以供应全身，所以就会出现全身缺乏滋养的症状，一些比较敏感的部位，比如头发、指甲、嘴唇等，就会有比较明显的征兆。家庭调养应以养血补血为主、益气为辅。

大枣阿胶汤

原料 大枣2枚，阿胶、甘草各5克。

做法 将阿胶、甘草粗碎，与大枣一起加清水适量煎煮，滤渣留枣留汁备用。

用法 每日1剂，吃枣喝汤，晚饭后服用。

按揉肝俞穴

肝俞穴位于背部，第9胸椎棘突下，旁开1.5寸（快速定位见第53页）。左右肝俞穴各按5分钟，每天2次。

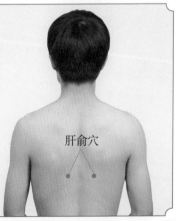

肝俞穴

4 脾胃气虚或虚寒，吃生冷油腻不消化的食物常腹泻

脉象： 右手关脉弱。

可能的健康问题： 消化功能很差，稍微吃多点或者吃油腻、生冷的东西都可能导致积食或腹泻。

延伸辨证及确诊

① 不能吃生冷、油腻的东西，一吃就会积食或腹泻。

② 出现症状之前饮食极不规律，比如暴饮暴食、三餐不定等。

③ 长期从事较强体力劳动，休息不好。

④ 长期忧思，遇到事情担心这个，担心那个。

⑤ 有慢性肠胃病史。

专家提示

脾胃掌管着食物的受纳、腐熟和运化，当然需要很强的"动力"，这种动力就是脾胃之气，所以脾胃之气不足，脾胃的功能会受到影响，在吃一些难消化的食物的时候反应就更明显了。

这类患者家庭养护原则以健脾养胃、温和补气为主。

四君子汤

原料 人参 12 克，白术、茯苓各 10 克，甘草 4.5 克。

做法 将上述药材研为粗末，加清水适量煎煮数沸，滤渣备用。

用法 每日 1 剂，不拘时温服。

按摩方

按揉中脘穴

用食指按揉肚脐直上 4 寸的中脘穴 5 分钟，或者饭后利用散步的时间用手掌轻轻按揉。

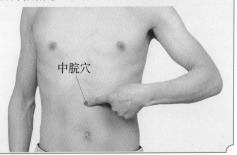

中脘穴

5 肾阳虚，小腹、四肢经常发冷

脉象： 双手尺脉弱。

可能的健康问题： 肾阳虚比较严重，或者阴阳皆不足，小腹、四肢发冷，手足无力。

延伸辨证及确诊

① 小腹冰凉，隐隐作痛，热敷可以缓解。

② 面色苍白或者发黑，精神萎靡不振。

③ 没有活动就腰酸背痛。

④ 四肢冰冷，冬季尤为明显。

⑤ 男性阳痿早泄，女性宫寒不孕。

专家提示

　　肾为元阴元阳秘藏之所，元阴元阳为人体生殖发育之根本，肾阳气不足，则全身性生理机制衰退、水液气化功能障碍、脾胃生化水谷精微功能紊乱等。

　　治疗的原则以温补肾阳为主，另外要兼顾脾胃的保养。

特效方

核桃补肾茶 ☕

原料 韭菜子 2 克，核桃仁 15 克，桃仁 3 克。

做法 将上述药材研为细末，混筛和匀，用热水或者牛奶冲服即可。

用法 每日 2 剂，不拘时热服。

按摩方

按揉三阴交穴

　　内踝尖直上 4 横指处即是三阴交穴，用拇指用力按揉 3~5 分钟，每日 2 次。

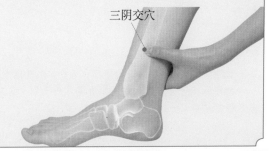

三阴交穴

散脉 多主元气离散

脉象解析

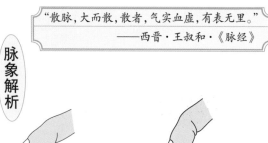

浮取散而
无力

沉取感觉
不到

散脉最主要的表现是浮散无根,所谓浮散,是指诊脉时轻取感觉分散凌乱;所谓无根,则是指逐渐加大力度的时候,脉搏会越来越弱,重取则完全感觉不到了。

专家提示

散脉多见于经年久病、受惊吓和某些心脏病患者,一方面要辨证对待,另一方面三者调养的共同点就是安心静养,不宜吵闹打扰。

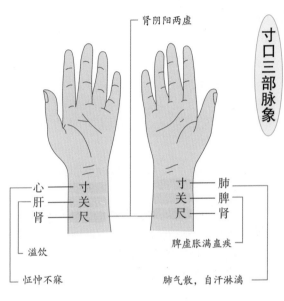

肾阴阳两虚

寸口三部脉象

心 —— 寸
肝 —— 关
肾 —— 尺

寸 —— 肺
关 —— 脾
尺 —— 肾

溢饮

脾虚胀满蛊疾

怔忡不寐

肺气散,自汗淋漓

主病

　　散脉是中医脉诊当中比较危险的一种脉象,主元气离散,元气是人生命运行的根本,所以脏腑脉证出现散脉的时候,调养上要以滋补、聚敛为主。

　　情绪上的调养尤为重要,一定要注意不要有大的情绪波动,尤其要避免受惊吓。

215

对应的健康问题

1 心脉散：怔忡不寐

脉象： 左手寸脉散。

可能的健康问题： 心气散乱，情绪不安，容易受惊，晚上失眠多梦，难以入睡。

> **延伸辨证及确诊**
>
> ① 心悸、心慌，担心一些不必要的小事情，气短喘促。
> ② 晚上辗转反侧，极难入睡，入睡后睡眠极浅，多梦，易惊醒。
> ③ 易低热，额头容易出虚汗。
> ④ 可能会导致心律失常。

专家提示

　　心脉散，其实是心律失常最直接的表现，所以首先要考虑患者是否有心律失常。

　　心主神，神最怕的就是惊，遇惊而神散，所以要考虑患者最近是否受到惊吓。

　　心气足则神稳，稳不易散，所以要考虑患者是否有心气虚的症状。

牛奶核桃饮

原料 牛奶500毫升，核桃仁30克，蜂蜜15克。

做法 ❶ 将核桃仁研为细末，混筛和匀。

❷ 牛奶稍稍加热，加入核桃仁、蜂蜜，调匀即可。

用法 每日早上热饮1杯。

按摩方

按揉神门穴

　　用一手拇指掐揉另一手腕掌侧横纹小指侧端的神门穴，两手各按5~10分钟，每日2次。

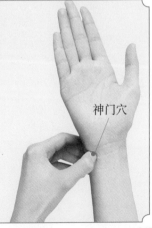

神门穴

2 肺气散，自汗淋漓

脉象： 右手寸脉散。

可能的健康问题： 长期的肺部疾病，或者较长时期的悲苦情绪，造成肺气散乱，自汗淋漓。

延伸辨证及确诊

① 1个月以上的肺部疾病，尤其是咳嗽，久病伤肺气。

② 中医认为"悲伤肺"，长期忧伤导致肺气散而不聚。

③ 晚上睡觉或者平时在家里休息的时候忽然就出一身冷汗。

④ 抵抗力差，尤其是抗寒能力，特别容易得风寒感冒。

专家提示

肺气，是机体抵御外邪入侵的卫兵，是身体健康的第一道屏障，所以肺气散乱会导致这道屏障失去作用，进而引发疾病。饮食调养上可吃一些补气的食物和中药。

益元茶

原料 西洋参3克，枸杞子、黄芪、五味子各5克。

做法 将上述药材粗碎，加热水冲泡，闷盖3~5分钟即可。

用法 每日1剂，代茶饮，可反复冲泡。

按摩方

按揉合谷穴

两手虎口自然交叉，外侧拇指指腹位置就是合谷穴，用此姿势用力掐按合谷穴5~10分钟，每日2~4次。

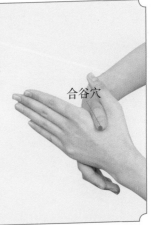

合谷穴

3 溢饮，肝脉软而散

脉象： 左手关脉散。

可能的健康问题： 多因饮食不节、情志失调、阳气虚，致脾失健运，肾失开合，气机阻滞，水湿内停。

延伸辨证及确诊

① 晨起水肿，至夜晚活动终止时最明显。
② 可见情绪不安、抑郁。
③ 还可见头痛、恶心、肢端麻木等，女性往往与月经有关。

• • •

专家提示

出现水肿要及时就医，对症治疗。生活中应注意清淡饮食，远离辛辣刺激性食物、油腻食物，除对症治疗外，可食用一些健脾利湿的食物，比如薏苡仁、白术、黄芪、生姜、大枣等。

薏苡仁赤豆山药粥

原料 薏苡仁 50 克，赤小豆 20 克，山药 50 克。

做法 ❶ 将薏苡仁、赤小豆用水泡 4 小时以上。

❷ 将山药洗净，去皮切块。

❸ 所有材料放在一起熬成粥即可。

用法 每日 2 剂，温热服，早晚各 1 次。

按摩方

按揉中脘穴

　　用食指按揉肚脐上4寸的中脘穴，每天1~2次，也可饭后一边散步一边用手掌轻轻按揉。

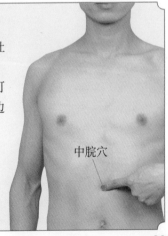

中脘穴

4 脾虚胀满蛊疾

脉象： 右手关脉散。

可能的健康问题： 脾气虚，失运化而导致腹部胀满。

延伸辨证及确诊

① 小腹胀满难受，用力按不是很痛。
② 有可能出现手足水肿。
③ 如果出现面色黄，甚至呕吐的情况，可考虑是否有寄生虫。
④ 如果时间很长，形体消瘦但小腹凸起，则应立即送医治疗。

专家提示

胀满是脾胃疾病的常见症状之一，可表现为各种脉象，所以要注意分辨清楚，一般来说，可以用消食导滞的饮食调养法，如果按压肚子痛，一般为实证，以消食导滞为主；如果按压肚子不痛，一般为虚证，还要注意滋补养虚。病人应饮食清淡，尤其是要控制食盐的摄入量。

消胀养胃粥 ☕

原料 小米 50 克，桔梗 5 克，山楂（干）5 克。

做法 将小米淘净，加清水适量煮开，下桔梗、山楂共同煮粥。

用法 每日不拘时随量热服。

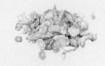

按摩方

按揉中脘穴

中脘穴位于肚脐直上 4 寸，用食指做顺时针环状按摩，或者饭后散步时用手掌按揉。

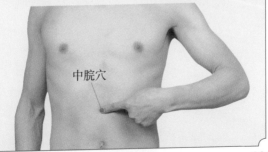

中脘穴

223

5 肾阴阳两虚

脉象： 两手尺脉散。

可能的健康问题： 肾阴阳两虚，而且比较严重，可能会有一定的危险。

① 久病卧床，元气离散，比较危险。

② 孕妇分娩期间或者产后，体力大量散失，出现散脉属于正常情况。

③ 某些急症或者严重的内外伤，出现暂时的散脉。

④ 药物中毒和食物中毒等。

专家提示

传统中医认为散脉，尤其是肾脉散，是一种非常危险的情况，有"独散者死"之说，但是现在医疗水平非常发达，如果出现散脉，要引起足够的重视，不宜慌张，需结合病人的其他表现，及时治疗。

另外，对孕妇而言，分娩过程出现散脉是正常的，但是如果是怀孕期间出现散脉，则可能是流产、早产的先兆，要马上送医治疗。

海参小米粥

原料 水发海参 50 克，小米 30 克，盐适量。

做法 ① 将海参切片，小火熬制 2 小时。

② 加小米继续熬成粥，加盐调味即可。

用法 温热服，每日早晚各 1 次。

按摩方

按揉太溪穴

用手握住脚踝，用拇指揉内踝尖与跟腱之间凹陷处的太溪穴 5 分钟，每天 2 次。

太溪穴

伏脉 主邪气内伏、厥证、痛极

脉象解析

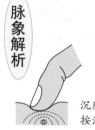

沉脉宜用
按法重按

伏脉指力更
重于沉脉

　　正常诊脉的指力最大是"十五菽"，也就是按至骨的力度，如果在诊脉过程中按至骨仍然诊不到脉，或者非常模糊，只有用更大的力才能感觉到的话，那么这种脉象就是伏脉。

伏脉见于两种情况：一种是邪气内伏，导致脉气不能宣通，所以深伏在筋脉以下，这类情况将来一旦暴发，就容易产生各种实邪暴病，如霍乱呕吐、宿食引发腹痛、水饮积聚等；另一种是阳气极衰，不足以驱动气血运行，导致脉搏弱至深处。

对应的健康问题

一般情况下，当患者出现伏脉时，都属于比较严重的情况。此时应该尽量避免自行施治调理，而应该及时送医治疗，避免引起严重后果。

动 脉　主心脏疾病

脉象解析

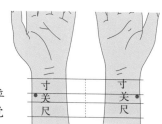

关上黄豆大小部位
脉象有动摇的感觉

　　动脉是脉诊当中一种非常特殊的脉形，首先动
脉的脉速比较快，与数脉差不多，其次在关上部位(关
部靠近手背凸起大骨头的部位)感觉到黄豆大小的
一个区域，诊脉时有动摇的感觉。

专家提示

　　动脉是极为特殊的一种脉型，古代医疗条件差，
认为出现动脉的人，一般只剩下半年左右的寿命，现
代科学研究认为，动脉主要表现的是窦性心律异常，
常见的有心肌炎等各类心脏病。

一般出现动脉时，表明心脏病比较严重了，最好及时就医治疗，在家用中药调养只能起到辅助作用。

养心安神方

酸枣仁芝麻茶 ☕

[原料] 酸枣仁 5 克，黑芝麻 10 克。

[做法] 将酸枣仁和黑芝麻研为细末，混筛和匀，加热水冲服即可。

[用法] 每日 2 剂，不拘时热服。

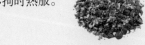

莲心枸杞桃仁茶 ☕

[原料] 桃仁 2 克，莲子心 1 克，枸杞子 5 克。

[做法] 将桃仁研碎，与莲子心、枸杞子和匀，用热水冲泡即可。

[用法] 将上剂代茶饮，每日不拘时热服 1~2 剂。

促脉 主心律失常

脉象解析

　　促脉和接着介绍的结脉、代脉，都是脉搏间歇性歇止的脉象，所以放在一起学习比较方便。

　　促脉脉搏跳动比较快，可以认为，促脉就是有不规则歇止的数脉，歇止时间很短。

　　结脉则脉搏跳动比较迟滞，偶尔会有无规律的歇止，歇止时间很短。

　　代脉脉率不齐，有比较规则的歇止，每次歇止的时间较长。

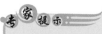

专家提示

　　促脉的实质，是"数"脉又出现了"时一止"的变化。若用现代医学观点看，这是心律失常的脉象，在中医看来其反映出更多的健康问题。

230

对应的健康问题

1 阳盛实热伤阴

实热阳盛，会加速气血的运行，所以脉搏跳动较快形成数脉；热盛伤阴，损伤心气，导致脉气衔接不畅，可见脉有歇止，脉搏多有力。多见于各种肿瘤、狂病等，治疗以驱毒散热、滋阴补肾为主。

特效方

枸杞茶 ☕

原料 枸杞子 10 克，绿茶 5 克。

做法 枸杞子洗净，与绿茶混匀，加热水冲泡即可。

用法 每日不拘时随量代茶饮用。

2 气血痰食停滞

气滞、血瘀、痰饮、食积等有形实邪阻滞，脉气接续不及，亦可形成间歇。可针对病因采用疏肝理气、活血化瘀、止咳化痰、健胃消食等疗法。

特效方

山楂麦芽饮 ☕

原料 麦芽 10 克，山楂 5 克，红糖 15 克。

做法 将山楂与麦芽一同炒焦，加清水适量，中火烧开，转小火煲煮 10 分钟，调入红糖即可。

用法 每日不拘时随量取用即可。

结脉 主急性心脏问题

"结脉往来缓，时一止复来。"
——西晋·王叔和·《脉经》

"结者，脉来去时一止，无常数，名曰结也。"
——《难经》

脉象解析

结脉的特点是脉来迟缓，脉律不齐，有不规则的歇止。从现代科学的角度，多与心脏病有关，冠心病、风湿性心脏病、甲亢性心脏病等在脉象上都可能表现为结脉。

专家提示

正常人在情绪过于激动、过度劳累、酗酒、熬夜时饮用大量浓茶或咖啡的时候也容易产生结脉，经过休息脉象就会恢复正常。

对应的健康问题

1 各种心脏病

如冠心病、风湿性心脏病、甲亢性心脏病等。

2 久病气血虚弱

尤其是心气、心阳虚衰，脉气不续，故脉来缓慢而时有一止，且为结而无力。

3 阴盛气结抑阳

阴寒偏盛则脉气凝滞，气血运行缓慢，所以脉率缓慢，气结、痰凝、血瘀等积滞不散，心阳被抑，脉气阻滞而失于宣畅，故脉来缓慢而时有一止，且为结而有力。

治疗原则应以温阳为主，然后根据实际情况，对症采用疏肝解郁、化痰止咳、活血化瘀等疗法。

特效方

温阳解郁茶 ☕

原料 韭菜子、柴胡、佛手各 5 克。

做法 将韭菜子研碎，与其他两味药混匀，热水冲泡。

用法 代茶饮，每日不拘时服用 1~2 次即可。

代脉 主心跳规则性歇止

"代脉，来数中止，不能自还，因而复动，脉结者生，代者死。"

——西晋·王叔和·《脉经》

脉象解析

代脉的脉象特点是脉律不齐，表现为有规则的歇止，歇止的时间较长，脉势较软弱。代脉是一种非常危险的脉象，所以《脉经》上有"脉结者生，代者死"的说法。

我们用现代科学来解释，代脉就是心脏出现了规则性的跳动停止，很可能会危及生命。

专家提示

除了脉象的"代脉"以外，还有一些中医把脉搏的更代也称为代脉。这其实是完全不同的两重意思，不能混为一谈。

比如，中医有"妊娠三月见代脉，是为常脉"的说法，意思是在怀孕3个月左右，脉象会由常脉转换成妊娠脉，而不是说这时候如果出现脉搏歇止的情况是正常的。

对应的健康问题

1 脏器衰微

多见于人即将死亡，心脏功能已经极度衰弱，这时候人生存的可能性已经不大了。

2 剧烈的疼痛

剧烈的疼痛会导致心脏和其他器官运转失常，甚至暂时性失去功能，乃至死亡。所以当患者承受剧烈疼痛的时候，医生一般在对症治疗的同时，也会给予镇痛、麻醉等处理方法，就是为了防止疼痛带来的副作用危及患者生命。

3 跌打损伤

跌打损伤可能会出现剧烈疼痛、出血过多、经脉受损等情况而致代脉，这种是暂时的，身体稍微恢复即可缓解。

4 惊恐等过于强烈的情绪刺激

人真的是可以被"吓死"的，因为强烈的恐惧会导致肾上腺素的大量分泌，让心脏以极快的速度跳动，超过极值就会导致内出血，损伤脏器甚至死亡。

对于受惊出现昏迷、神志不清等情况，应先开窍，再安神。常见的芳香开窍药如麝香、牛黄等，家庭急救可先掐人中、中冲等急救穴位，芳香开窍药最好在专业医生指导下服用。

附录A 对脉象有影响的一些因素

🫀 性别对脉象的影响

由于性别的不同，导致体质差异，而脉象亦随之各异。一般说女性的脉势较男性的脉势弱，且至数稍快，脉形较细小。

🫀 年龄对脉象的影响

健康人的脉象，随年龄的增长而产生各种变异。三岁以内的小儿，一息七八至为平脉；五六岁的小儿，一息六至为平脉；青年人的脉象较大且有力，老年人脉象多弦，所以，滑、弦脉都可以是相应年龄组的平脉。

🫀 体质对脉象的影响

身躯高大的人，脉的显现部位较长；矮小的人，脉的显现部位较短。瘦人脉多浮；胖人脉多沉；运动员脉多缓而有力。由于禀赋的不同、体质的差异，有六脉同等沉细而无病者，称为六阴脉；有六脉同等洪大而无病者，称为六阳脉，均不属病脉。

🫀 季节对脉象的影响

人体的生理活动与自然环境的影响密切相关。自然界的一切变化，如温度、湿度，以及春夏秋冬的交替，都可影响人体的生理功能而引起脉象变化。所以，古代医家特别重视季节脉，认为季节脉的变化规律是：春脉弦、夏脉钩、秋脉浮、冬脉石。近代脉书称其为春弦、夏洪、秋浮、冬沉。

💗 其他因素对脉象的影响

情志： 恐惧、兴奋、忧虑、紧张等情绪的变化，常致脉象变异，当情绪恢复平静之后，脉象亦随之恢复正常。《素问·经脉别论》指出："人之居处、动静、勇怯，脉亦为之变乎……凡人之惊恐恚劳动静，皆为变也。"一般是喜则气缓而脉多缓；怒则气上而脉多弦；惊则气乱而脉暂无序。

劳逸： 剧烈活动之后，脉多洪数；入睡之后，脉多迟缓。体力劳动者与脑力劳动者比较，脉多大而有力。

饮食： 酒后、饭后脉稍数而有力；饥饿时脉多缓弱。

昼夜： 一日之中随着平旦、日中、日西、夜半的阴阳消长，脉象也有昼夜节律的变化，总的趋势是昼日脉象偏浮而有力，夜间脉象偏沉而细缓。

地理环境： 长时期生活在不同地区的人，由于受地理环境的影响，以致体质有别，因而出现的平脉亦不同。如我国东南方地势低下，气温偏高，空气湿润，人体肌腠缓疏，故脉多细软偏数；西北方地势高，空气干燥，气温偏低，人体肌腠致密紧缩，故脉象多沉实。

附录 B 女性特殊时期诊脉注意事项

女性有经、孕、产等特殊的生理活动及其病变，因而其脉诊亦有一定的特殊性。

1 诊月经脉

左关、尺脉忽洪大于右手，口不苦，身不热，腹不胀，是月经将至。寸关脉调和而尺脉弱或细涩者，月经多不利。闭经，尺脉虚细而涩者，多为精血亏少的虚闭；尺脉弦涩者，多为气滞血瘀的实闭；脉象弦滑者，多为痰湿阻于胞宫。

2 诊妊娠脉

已婚妇女，平时月经正常，突然停经，脉来滑数冲和，兼饮食偏嗜者，多为妊娠之征。《素问·阴阳别论》云："阴搏阳别，谓之有子。"《素问·平人气象论》又云："妇人手少阴脉动甚者，妊子也。"指出妇人两尺脉搏动强于寸脉或左寸脉滑数动甚者，均为妊娠之征。尺脉候肾，胞宫系于肾，妊娠后胎气鼓动，故两尺脉滑数搏指，异于寸部脉者为有孕之征。

3 诊临产脉

妇人临产时，脉象会异于平常。巢元方的《诸病源候论·妇人难产病诸候》中云："诊其尺脉，转急如切绳转珠者，即产也。"王叔和的《脉经》卷九中谓："妇人怀娠离经，其脉浮，设腹痛引腰脊，为今欲生也。"薛己的《女科撮要》亦指出："欲产之时，觉腹内转动……试捏产母中指中节或本节跳动，方与临盆，即产矣。"这说明孕妇在平时无脉的中指中节或本节的两旁出现脉搏跳动，即是临产之兆。

238

附录 C   怎样给小儿诊脉

1 诊脉方法

小儿寸口部位短，难以布三指以分三关，故诊小儿脉常采用一指总候三部诊法，简称一指定三关。

操作方法是用左手握小儿手，对 3 岁以内婴幼儿，医生可用右手拇指或食指按于掌后高骨处诊得脉动，不分三部，以定至数为主；对 3~5 岁病儿，以高骨中线为关，向高骨的前后两侧（掌端和肘端）滚转寻三部；对 6~8 岁病儿，可以向高骨的前后两侧（掌端和肘端）挪动拇指，分别诊寸、关、尺三部；对 9~10 岁病儿，可以次第下指，依寸、关、尺三部诊脉；对 10 岁以上的病儿，可按诊成人脉的方法取脉。

2 小儿正常脉象的特点

正常小儿的平和脉象，较成人脉软而速，年龄越小，脉搏越快。若按成人正常呼吸定息，2~3 岁的小儿，每息脉动 6~7 次为常脉，每分钟脉搏 100~120 次；5~10 岁的小儿，每息脉动 6 次为常脉，每分钟脉搏 100 次左右，每息 4~5 至为迟脉。

3 小儿病脉

小儿病脉较为简单，主要以脉的浮、沉、迟、数辨病证的表、里、寒、热；以脉的有力、无力定病证的虚、实。浮脉多见于表证，浮而有力为表实，浮而无力为表虚；沉脉多见于里证，沉而有力为里实，沉而无力为里虚；迟脉多见于寒证，迟而有力为实寒，迟而无力为虚寒；数脉多见于热证，浮数为表热，沉数为里热，数而有力为实热，数而无力为虚热。

此外，痰热壅盛或食积内停可见滑脉；湿邪为病可见濡脉；心气、心阳不足可见歇止脉。

239